44

Hecker/Bartus

Der große TRIAS-Ratgeber Diabetes bei Kindern

Dr. med. Wolfgang Hecker
Dipl.-Psych. Béla Bartus

Der große TRIAS-Ratgeber Diabetes bei Kindern

- Alles Wissenswerte für Sie und Ihre Familie
- Wie Ihr Kind sich unbeschwert entwickelt und erwachsen wird
- Sicher in Schule und Freizeit

TRIAS

Die Deutsche Bibliothek –
CIP-Einheitsaufnahme
Ein Titeldatensatz für diese Publikation ist bei Der Deutschen Bibliothek erhältlich.

Leserservice:

Wenn Sie Fragen oder Anregungen zu diesem Buch haben, schreiben Sie uns:

TRIAS Verlag
Postfach 30 05 04
70445 Stuttgart

oder besuchen Sie uns im Internet:
www.trias-gesundheit.de

Programmplanung:
Dr. rer. nat. Dierk Suhr

Lektorat:
Dr. med. Sabine Tettenborn

Textzeichnungen:
Viorel Constantinescu, Bukarest

Umschlaggestaltung:
Cyclus · Visuelle Kommunikation, Stuttgart

Bildnachweis:
Umschlagfoto vorn: Corbis
hinten: Image Source

Wichtiger Hinweis:
Wie jede Wissenschaft ist die Medizin ständigen Entwicklungen unterworfen. Forschung und klinische Erfahrung erweitern unsere Erkenntnisse, insbesondere was Behandlung und medikamentöse Therapie anbelangt. Soweit in diesem Werk eine Dosierung oder eine Applikation erwähnt wird, darf der Leser zwar darauf vertrauen, dass Autoren und Verlag große Sorgfalt darauf verwandt haben, dass diese Angabe **dem Wissensstand bei Fertigstellung des Werkes** entspricht.
Für Angaben über Dosierungsanweisungen und Applikationsformen kann vom Verlag jedoch keine Gewähr übernommen werden. **Jeder Benutzer ist angehalten,** durch sorgfältige Prüfung der Beipackzettel der verwendeten Präparate und gegebenenfalls nach Konsultation eines Spezialisten festzustellen, ob die dort gegebene Empfehlung für Dosierungen oder die Beachtung von Kontraindikationen gegenüber der Angabe in diesem Buch abweicht. Eine solche Prüfung ist besonders wichtig bei selten verwendeten Präparaten oder solchen, die neu auf den Markt gebracht worden sind. **Jede Dosierung oder Anwendung erfolgt auf eigene Gefahr des Benutzers.** Autoren und Verlag appellieren an jeden Benutzer, ihm etwa auffallende Ungenauigkeiten dem Verlag mitzuteilen.

Printed in Germany
Satz: Fotosatz H. Buck, Kumhausen
Druck: Westermann Druck Zwickau GmbH

Gedruckt auf chlorfrei gebleichtem Papier

ISBN 3-8304-3058-2 1 2 3 4 5 6

Vorwort

Die Diagnose Diabetes bei Ihrem Kind wirft viele neue Fragen auf und stellt Sie vor viele neue Anforderungen. Wir – die beiden Autoren dieses Buches – betreuen seit vielen Jahren im Team zusammen mit Kinderkrankenschwestern, Sozialarbeiterinnen, Lehrerinnen, Diabetesberaterinnen und Diätassistentinnen Kinder und Jugendliche mit Diabetes einschließlich ihrer Familien. Kinderarzt der eine, Kinderpsychologe der andere, möchten wir Ihnen gemeinsam den Diabetes Ihres Kindes von der medizinischen wie auch psychologischen Seite verständlich machen. Immer soll dabei der von einer chronischen Erkrankung betroffene junge Mensch im Mittelpunkt stehen, der – begleitet durch sein Diabetes-Team, im Alltag angeleitet durch die Eltern – hineinfinden soll in die Besonderheiten eines Lebens mit Diabetes.

Natürlich führt dabei nicht nur ein Weg zum Ziel. Deshalb macht es meist auch keinen Sinn, einfach das zu übernehmen, was sich bei einem anderen Kind mit Diabetes bewährt hat. Auch kann sich die Behandlung von Klinik zu Klinik unterscheiden, können voneinander abweichende Strategien zur Stoffwechselführung eingesetzt werden. Wir wollen ausführlich hierauf eingehen, so dass Sie sich selbst ein Urteil über die Vor- und Nachteile unterschiedlicher Verfahren bilden können. So werden Sie auch in der Lage sein, gemeinsam mit dem betreuenden Diabetes-Team Ziel und Vorgehen bei der Behandlung Ihres Kindes abzustimmen.

Entscheidend darf für Sie dabei nur das sein, was bei Ihrem Kind, bei seinem Stoffwechsel, bei seiner Persönlichkeit, seinen Kräften und seinem Alltag im Rahmen der Familie zuverlässig und ohne Überforderung umgesetzt werden kann. Dabei wird es sehr sinnvoll sein, die Behandlung immer wieder an die jeweilige Lebensphase anzupassen. Dazu gehört auch, das Kind je nach Alter, Reife und Bereitschaft nach und nach an der Durchführung von Selbstkontrolle und Injektionen zu beteiligen, zur Selbständigkeit anzuleiten, Verantwortungsbereiche zu übertragen und schließlich auf den richtigen Zeitpunkt zum Loslassen des Heranwachsenden zu achten. Nicht nur die Behandlung Ihres Kindes wird sich also mit der Zeit ändern, auch Ihre Aufgaben als Eltern und Ihr Anteil an der Betreuung sind davon betroffen.

Im Lauf der Jahrzehnte nach Einführung des Insulins, besonders aber während der letzten 20 Jahre, haben sich die Behandlungsmöglichkeiten des Diabetes mellitus entscheidend verbessert, und neue technische Entwicklungen versprechen auch für die nächsten Jahre eine weitere wesentliche Erleichterung der Therapie. Über die heutigen Möglichkeiten der Behandlung möchten wir Sie mit diesem Buch informieren. Doch die technischen Verbesserungen sind für Sie zunächst kaum ein Trost, denn unverändert gilt: Der Diabetes mellitus bei Kindern und Jugendlichen ist auch heute noch eine chronische, nicht heilbare Erkrankung. Übrigens – Ihr Kind hat zwar einen Diabetes, aber das ist ja nur eine seiner zahlreichen Eigenschaften und sicherlich nicht einmal die wichtigste. Uns kommt es immer wieder etwas abwertend vor, wenn jemand nur aufgrund einer Besonderheit abgestempelt und als »Diabetiker« bezeichnet wird. Wir zumindest wollen deshalb in diesem Buch diesen Begriff vermeiden; wir sprechen lieber von – jungen – Menschen mit Diabetes.

Dr. med. Wolfgang Hecker | Dipl.-Psych. Béla Bartus

Die erste Begegnung mit Diabetes

»Der Elefant im Porzellanladen«

Sie sind sicher schon einmal in einem Porzellanladen gewesen. Es ist eine gut geordnete Welt, in der alles seinen Platz hat. Die Regale sind voll mit Geschirr, Vasen, Tassen und Figuren. Das meiste, was hier steht, ist zerbrechlich. Wir bewegen uns schon beinahe automatisch vorsichtiger zwischen den Vitrinen, um nichts umzustoßen. Wenn wir etwa einen Teller aus dem Regal nehmen, sind wir darauf bedacht, nichts zu beschädigen und heil wieder abzusetzen. Nun kommt der sprichwörtliche Elefant in den Laden. Vielmehr dringt er in den Laden ein, sprengt dabei schon den Türrahmen auf. Allein seine Anwesenheit passt nicht in die Umgebung. Er gehört nicht hierher. Jeder Schritt, jede Bewegung des Tieres richtet Unheil an. Er nimmt keine Rücksicht auf die bestehende Ordnung, auf die Empfindlichkeit der Gegenstände und auf den Schaden, den er anrichtet. Zugegeben, das Beispiel mag lächerlich klingen. Aber ist nicht auch der Diabetes in die Familie eingedrungen wie ein Etwas, das nicht in diese Welt gehört? Hat er nicht viele »Scherben« angerichtet? Hat sein Auftreten nicht Angst und Verzweiflung mit sich gebracht? Hat es nicht seine Zeit gebraucht, bis die Spuren dieses Ereignisses einigermaßen beseitigt waren? Müssen nicht immer noch Scherben beseitigt und Gläser zusammengesetzt werden? Die Arbeit und die damit verbundenen Belastungen scheinen nicht aufzuhören.

Die Diagnose

Die Diagnose Diabetes mellitus tritt meistens unvermittelt in das Leben der betroffenen Familien ein, so wahrscheinlich auch in Ihres. Dies kann einen schweren Schock für das Kind und für Sie als Eltern bedeuten. Die plötzliche Erkrankung unterbricht den Alltag und reißt die ganze Familie aus der Normalität. Dinge, die gestern noch wichtig waren, werden angesichts des Diabetes bedeutungslos. Das Leben des Kindes scheint in Gefahr und seine weitere Zukunft bedroht. Trauer, Verzweiflung, Selbstvorwürfe und die immer wiederkehrende Frage »Warum?«, »Warum unser Kind?« sind sehr verständliche Reaktionen. Sie müssen durchlebt werden, damit nach einer Zeit der Niedergeschlagenheit und Trauer wieder Hoffnung in die Familie einkehrt.

Der Krankenhausaufenthalt

Die ersten Tage im Krankenhaus gehören zu den beschwerlichsten, die eine Familie mit Diabetes erlebt. Der gesundheitliche Zustand eines Kindes kann zu diesem Zeitpunkt sehr unterschiedlich sein. Wenn der Diabetes erst spät entdeckt wurde, sind die Kinder bei der Aufnahme in die Klinik sehr krank und schwach. Manche müssen einige Tage auf der Intensivstation verbringen. Glücklicherweise ist das in den letzten Jahren sehr selten geworden. In diesen ersten Tagen mit dem Diabetes haben Sie als Eltern drei große Aufgaben gleichzeitig zu bewältigen. Erstens müssen Sie mit ihren eigenen Gefühlen, Empfindungen und Ängsten fertig werden. Zweitens braucht das Kind die elterliche Unterstützung, um wieder Hoffnung und Zuversicht zu schöpfen. Drittens kommen auf Sie als Eltern eine Menge Information, Eindrücke und Aufgaben zu, die Sie anpacken müssen. Darin liegt aber auch die Chance, die Fesseln des ersten Schocks zu überwinden. Je mehr Sie über den Diabetes und seine Behandlung erfahren, umso besser und realistischer können Sie Ihre Lage einschätzen. Im Krankenhaus sollte ein Diabetes-Team vorhanden sein, das Ihnen und Ihrem Kind von Anbeginn der Erkrankung zur Seite steht.

Für Eltern und Kind gilt dabei: Alle Fragen sind erlaubt!

Der anfänglich schwache körperliche Zustand Ihres Kindes wird sich durch die Insulinbehandlung recht schnell wieder bessern, und sobald Sie sich von Ihrem anfänglichen Schock erholt haben, wird man gemeinsam mit Ihnen und Ihrem Kind mit der Diabetesschulung beginnen.

Wieder zu Hause

Die Entlassung aus dem Krankenhaus kann unterschiedliche Gefühle auslösen. Die Kinder freuen sich auf zu Hause, auf ihr Spielzeug und ihre Freunde. Bei Ihnen als Eltern herrscht manchmal jedoch noch Unsicherheit über den Umgang mit dem Diabetes zu Hause. Auf der Station gab es immer Ansprechpersonen, das Essen war gerichtet und die Insulindosis mit den Ärzten ausgemacht. Es ist also verständlich, dass Ihre gesamte Familie nun lernen muss, allein mit dem Diabetes umzugehen. Die telefonische Erreichbarkeit des Diabetes-Teams trägt in solchen Fällen dazu bei, dass sich die Eltern bei Problemen nicht allein gelassen fühlen.

Scheuen Sie sich nicht, immer wieder nachzufragen! Es ist besser, einmal mehr anzurufen, anstatt das Risiko einzugehen, etwas falsch zu machen.

Alltag mit Diabetes – ist das möglich?

Ein »normaler« Alltag mit Diabetes ist möglich!

Es gibt Untersuchungen zum Diabetes, die zeigen, dass das erste Jahr der Erkrankung das schwierigste ist. Die Diagnose, der Krankenhausaufenthalt und die erste Zeit zu Hause sind seelische und körperliche Belastungen, die nicht spurlos an einer Familie vorbeigehen. Irgendwann kommt aber ein Tag, an dem mehr oder weniger unbemerkt der Diabetes an Bedeutung verliert. Plötzlich wird ein anderes Ereignis viel wichtiger als der Blutzucker oder das HbA1c. Der Diabetes »läuft« nach wie vor im Alltag mit, aber sein »Schatten« wird geringer. Die Ernährung, die Insulinspritzen und die Blutzuckerbestimmungen werden zur Routine und verlieren im Alltag der Familie allmählich an Wichtigkeit.

Wie geht es weiter?

Als Eltern wird Ihnen die Zukunft Ihres Kindes besonders am Herzen liegen. Sie möchten wissen, wie es mit der Schule weitergeht, wie gut das Kind mit anderen mithalten kann, was aus ihm beruflich wird, ob es eine Familie haben wird. Solche Fragen haben Eltern schon immer beschäftigt. Allerdings macht der Diabetes aus Zukunftsfragen oft Zukunftssorgen. Das ist normal und realistisch, denn das Leben mit Diabetes braucht immer ein wenig mehr Anstrengung, ein wenig mehr Aufmerksamkeit und ein wenig mehr Geduld. Sie können sich noch so anstrengen und mit Ihrem Arzt zusammenarbeiten, dennoch gibt es Zeiten mit hohen Blutzuckerwerten oder unguten Ereignissen. Der Diabetes verläuft nicht immer vorhersagbar. Das Gleiche gilt auch für die Zukunft Ihres Kindes.

Allerdings sollten Sie wissen, dass nach unserer Erfahrung die Persönlichkeit und die Erziehung mehr Einfluss auf den Werdegang eines Kindes haben als der Diabetes.

Wie der schulische Erfolg ausfällt, hängt mehr von der Begabung und den schulischen Umständen ab als vom Diabetes. Im Umgang mit anderen Menschen spielt die eigene Persönlichkeit eine größere Rolle als der Diabetes. Bei der Berufswahl kommt es mehr auf die eigenen Fähigkeiten als auf den Diabetes an. Der Aufbau einer Partnerschaft oder einer Familie wird mehr von persönlichen Dingen beeinflusst als vom Diabetes.

Wenn Sie Ihr Kind mit genügend Selbstbewusstsein und mit einer unbefangenen Einstellung zum Diabetes großziehen, wird die Erkrankung nicht der ausschlaggebende Punkt für seine Zukunft sein.

Und was ist aus dem Elefanten geworden? Nun, er ist immer noch da. Aber er ist kein unkontrollierbares, trampelndes Tier mehr, sondern eine große, etwas umständliche Porzellanfigur, die häufig abgestaubt werden muss, oft im Wege steht, eigentlich gar nicht in die Umgebung passt, aber keinen mehr richtig erschrecken kann.

Diabetes – was ist das?

Geschichte des Diabetes

Diabetes ist keine Erkrankung erst unserer heutigen Zeit. Diabetes begleitet die Menschheit schon seit mehr als 3500 Jahren. Ein Rezept zur Behandlung dieser Erkrankung findet sich schon auf einem Papyrus aus der Zeit von etwa 1500 vor Christi Geburt, welchen ein deutscher Forscher im letzten Jahrhundert in Ägypten entdeckte. Die erste ausführliche Beschreibung der Stoffwechselstörung stammt aus dem zweiten nachchristlichen Jahrhundert. Der griechische Arzt Aretaios – gebürtig aus Kappadozien in Kleinasien – verfasste in Rom eine Schrift über die Erkrankung.

Der Begriff »Diabetes« leitet sich von einem griechischen Wort ab, das Hindurchfließen bedeutet. Das Wort »mellitus« kommt aus dem Lateinischen und heißt honigsüß.

Der Begriff »honigsüß« wurde aber erst 1796 hinzugefügt, als es üblich war, zur Krankheitsdiagnose nicht nur den Geruch, sondern auch den Geschmack des Urins zu beurteilen. Es dauerte dann noch bis in die zweite Hälfte des 19. Jahrhunderts, bis klar wurde, dass in der Bauchspeicheldrüse bestimmte Zellen vorhanden sind, die das lebensnotwendige Hormon Insulin produzieren. Erst im Jahr 1922 konnte das aus solchen Zellen gewonnene Insulin zur Behandlung des Diabetes eingesetzt werden.

Die Rolle der Bauchspeicheldrüse

Das Organ im menschlichen Körper, welches das zur Blutzuckerregulation notwendige Hormon Insulin bildet, ist die Bauchspeicheldrüse, auch Pankreas genannt. Es liegt tief im Bauch, quer hinter dem Magen zur linken Bauchseite hin reichend, oberhalb des Darmes.

Das Pankreas ist beim Erwachsenen etwa 75–150 g schwer. Die Hauptaufgabe der Bauchspeicheldrüse besteht – wie schon der Name sagt – darin,

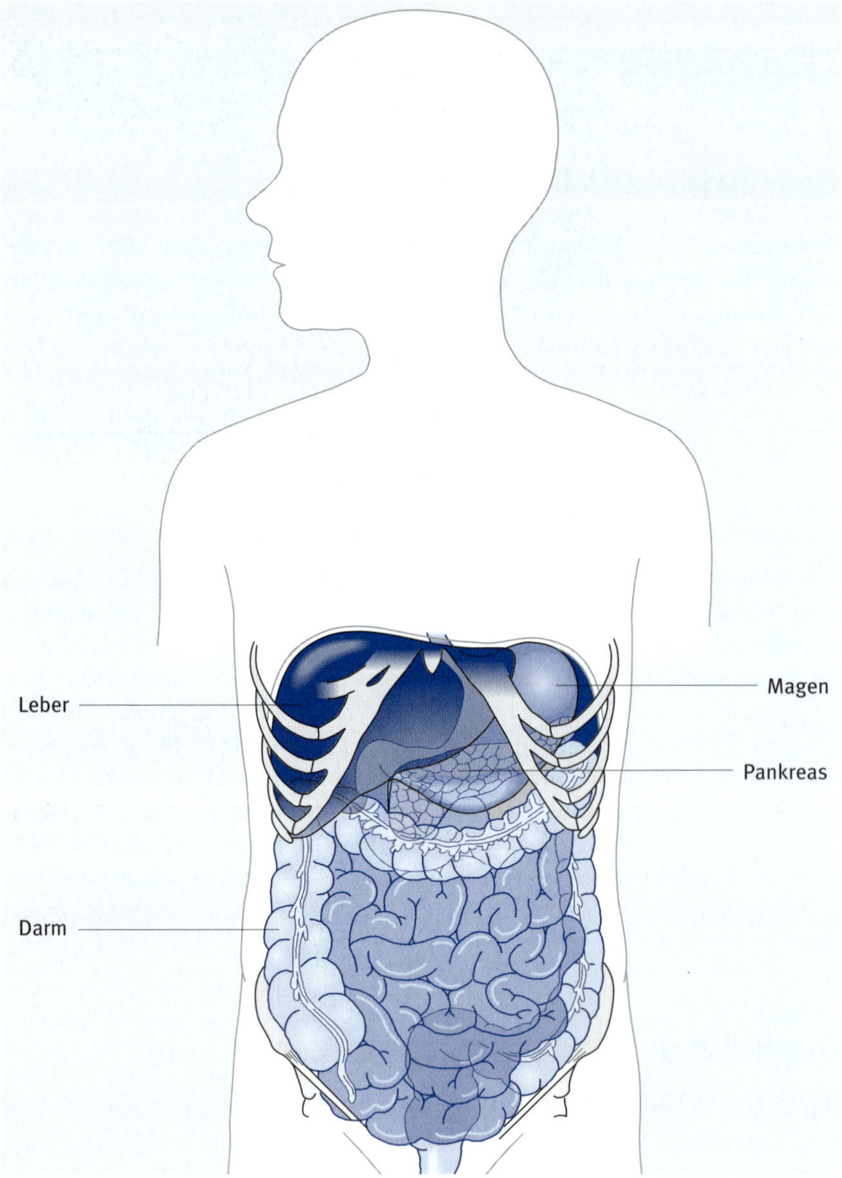

Lage des Pankreas im Bauchraum.

den Bauchspeichel zur Verdauung der Nahrung zu produzieren. Der Bauchspeichel fließt durch einen Hauptausführungsgang der Drüse in den Darm ab. Etwa 98 % des Organs sind dieser Aufgabe gewidmet.

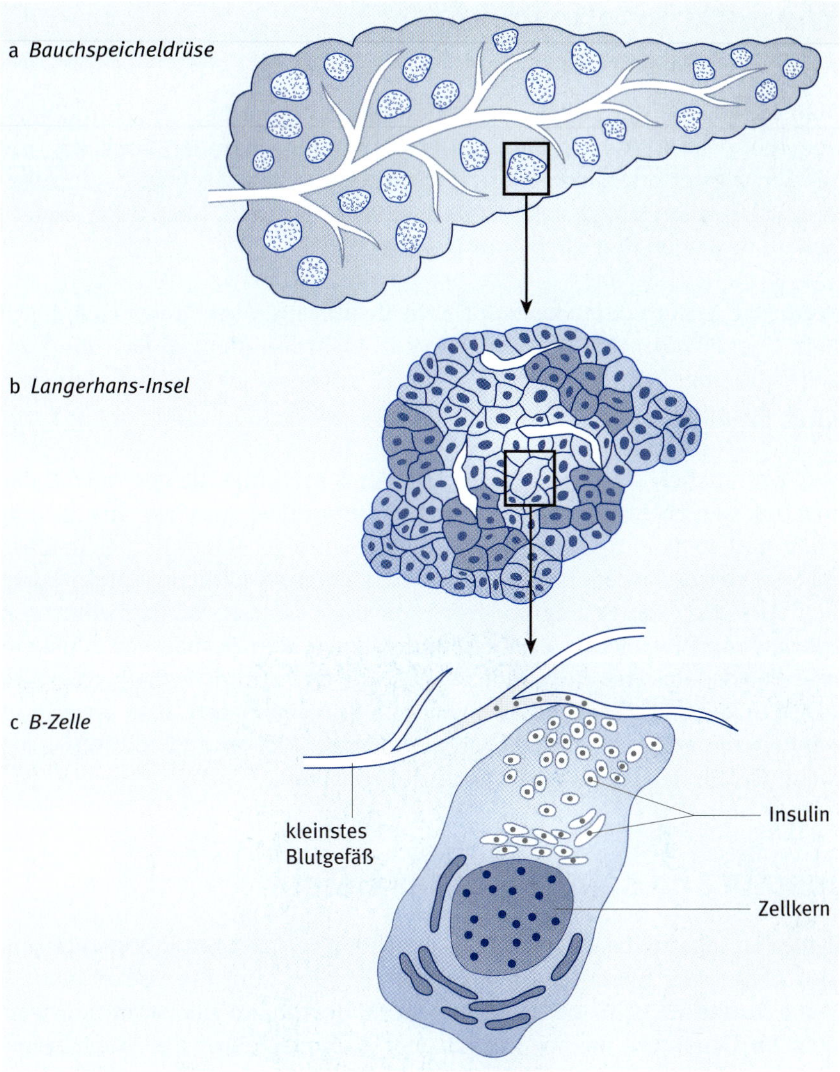

Pankreas im »Vergrößerungsglas«. Ort der Insulinproduktion.

Innerhalb der Bauchspeicheldrüse befinden sich außerdem noch etwa 1–2 Millionen Zellgruppen – die Inselzellen, die keine Verdauungssäfte in den Darm abgeben, sondern unterschiedliche Botenstoffe ins Blut freisetzen. Diese Botenstoffe nennt man Hormone. In den Alpha-Zellen wird das blutzuckersteigernde Hormon Glucagon produziert, in den Beta-Zellen wird das Insulin hergestellt, das den Blutzucker senkt.

Wie wirkt Insulin im Körper?

Die Wirkung des Insulins besteht u. a. darin, dass vor allem in den Muskeln die Wände der Zellen, aus denen unser Körper besteht, durchlässig gemacht werden für den Zucker, der sich im Blut befindet. Zucker ist unser wichtigster Energieträger und kann so mit Hilfe des Insulins in unsere Muskelzellen eingeschleust werden. Die Muskeln, aber auch andere Zellen, brauchen den Zucker als Nahrung.

Wenn zu wenig oder überhaupt kein Insulin mehr gebildet wird, kann kein Zucker in unsere Körperzellen geschleust werden, so dass die Konzentration des Zuckers im Blut steigt. Es entsteht der Zustand, den man im Volksmund »Zuckerkrankheit« nennt.

Wir gebrauchen die Bezeichnung »Diabetes mellitus«, da der Ausfall des Insulins sich nicht nur auf den Zuckerstoffwechsel auswirkt. Insulin hat noch andere wichtige Aufgaben, die demzufolge ebenfalls bei Insulinmangel darniederliegen. Insulin braucht der menschliche Körper nämlich auch zur Verwertung anderer Nahrungsbestandteile. Es fördert den Aufbau von Eiweiß und Zuckerreserven sowie den Aufbau von Muskeln und Fettdepots. Für das Längenwachstum ist Insulin deshalb unerlässlich. Ein ausreichender Insulinspiegel im Blut verhindert, dass unser Körper seine Energie aus dem Abbau der eigenen Fett- und Eiweißmasse bezieht. Genau das aber passiert bei Insulinmangel.

Insulin und seine »Gegenspieler«

Leider ist Insulin das einzige Hormon im Körper, das den Blutzucker senken kann; sein Ausfall führt also unweigerlich zum Blutzuckeranstieg. Seine Funktion kann nicht von anderen Hormonen übernommen werden. Im Gegenteil, das Insulin hat vier »Gegenspieler«: das Wachstumshormon, das Cortisol, das Adrenalin und das Glucagon. Das Wachstumshormon fördert die Zellteilung und das Knochenwachstum. Cortisol wird v.a. bei Stress ausgeschüttet, es dient der Energiebereitstellung für den Körper in Belastungssituationen und führt zu einer besseren Durchblutung der Arbeitsmuskulatur. Adrenalin kennen Sie von Ihrer eigenen Stressreaktion vom Zittern, den wackeligen Knien und dem Schweißausbruch, und das Glucagon hatten wir schon im Abschnitt »Die Rolle der Bauchspeicheldrüse« erwähnt.

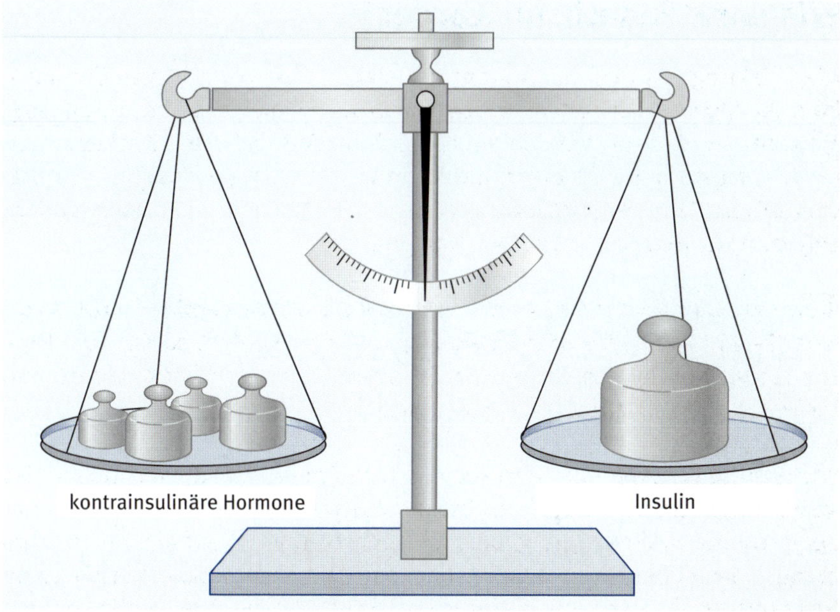

Normalerweise befinden sich das Insulin und seine 4 »Gegenspieler« im Gleichgewicht.

Die gegen das Insulin gerichtete Wirkung wird auch mit dem lateinischen Begriff »kontrainsulinär« bezeichnet.

Auf die Bedeutung dieser Hormone kommen wir bei der intensivierten konventionellen Therapie zurück. Speziell auf die Wirkung des Adrenalins und des Glucagons gehen wir bei dem Kapitel über die Hypoglykämie ein.

Woraus besteht eigentlich Insulin?

Das Hormon Insulin wird ständig im Körper produziert und automatisch je nach Blutzuckerhöhe in die Blutbahn abgegeben. Normalerweise muss es also nicht von außen zugeführt werden. Es ist aus 51 Aminosäuren, den Eiweißbausteinen, aufgebaut, die sich auf zwei miteinander verbundene Ketten verteilen.

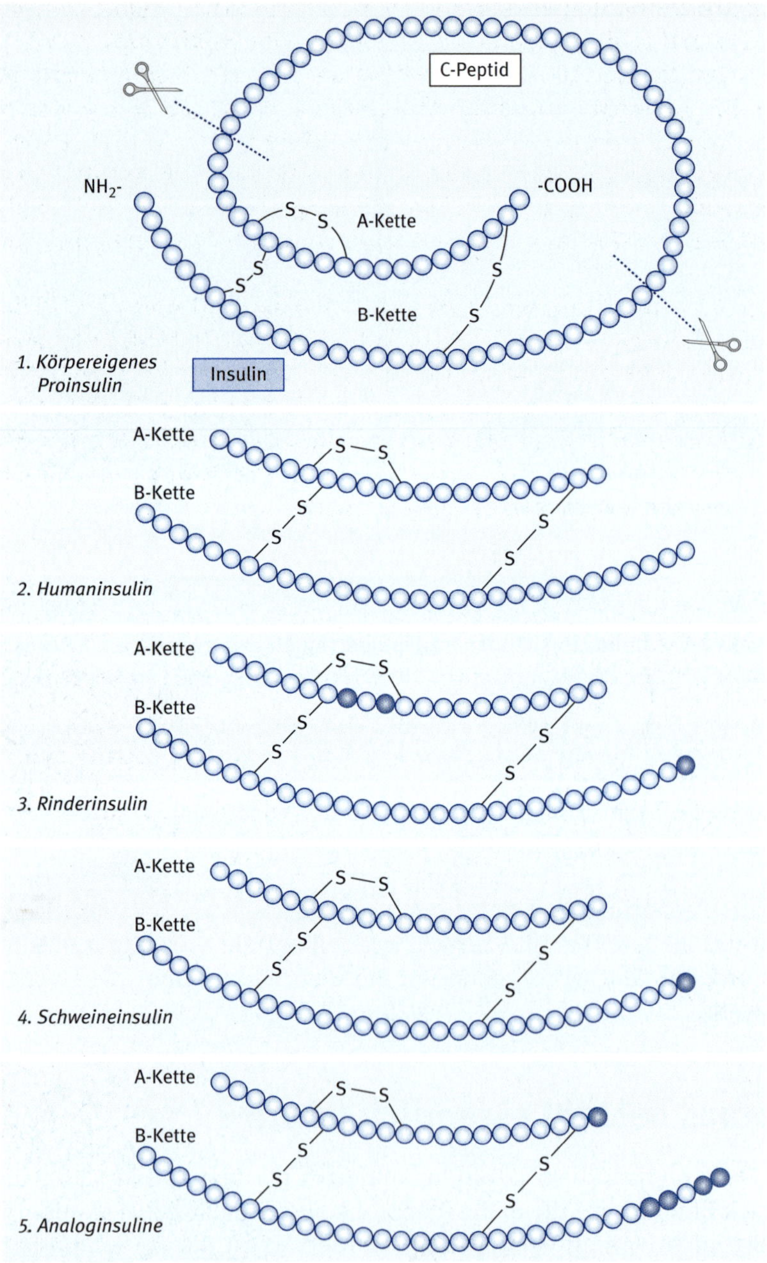

Die Struktur des Hormons Insulin. Die dunkel gefärbten Kreise kennzeichnen die Stellen, an denen das körperfremde Insulin gegenüber dem körpereigenen Insulin verändert ist.

Der Körper produziert zunächst eine Vorstufe des Insulins, das so genannte Proinsulin. Das ist eine bandförmig aufgerollte Kette aus 84 Aminosäuren. Aus dieser wird ein Mittelstück – das C-Peptid (= connecting peptid) – abgespalten und so entsteht das Insulin. Die biologische Wirkung dieses C-Peptids ist noch nicht eindeutig klar, es scheint einen gefäßschützenden Charakter zu haben. Es wird über das Blut im Urin ausgeschieden. In diesen beiden Körperflüssigkeiten kann man das C-Peptid auch messen. Dies spielt in der Anfangsphase der Erkrankung eine Rolle.

Wenn Sie nämlich wissen wollen, wie viel eigenes Insulin Ihr Kind noch produziert, obwohl es schon mit Insulin behandelt wird, hilft eine Messung des Insulinspiegels nicht weiter. Es ist nicht möglich, körpereigenes und gespritztes Insulin zu unterscheiden. Das C-Peptid aber befindet sich nicht in der Insulinflasche. Es kann also nur aus dem Körper Ihres Kindes stammen. Daher wird in solchen Fällen zur Bestimmung der Restaktivität der Beta-Zellen das C-Peptid gemessen.

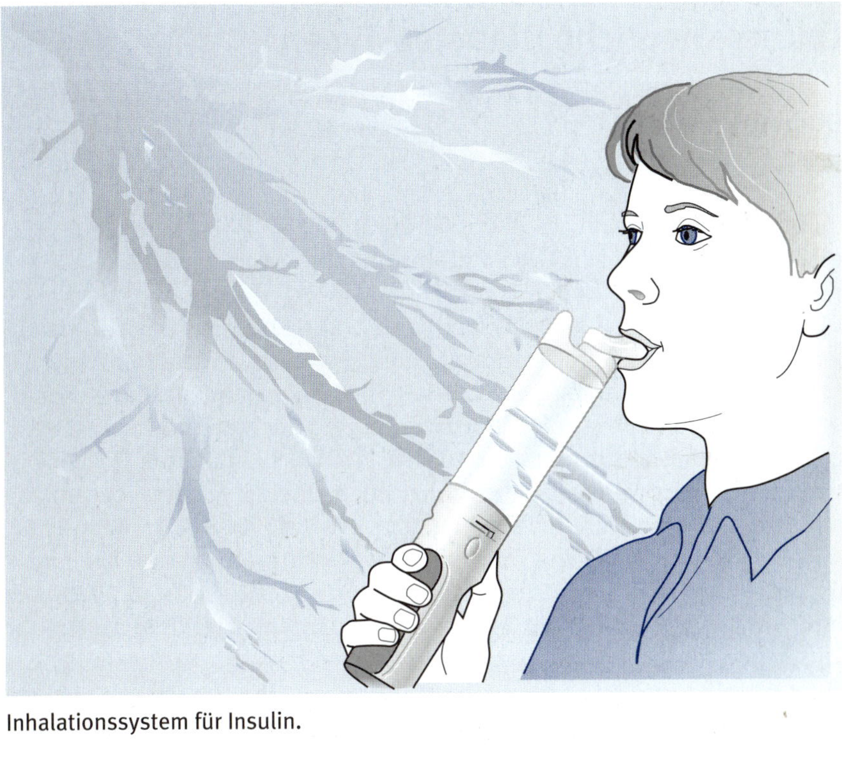

Inhalationssystem für Insulin.

Insulin muss auch heute noch grundsätzlich gespritzt werden. Als Medikament geschluckt, würde es – wie jedes andere Eiweiß auch – vom Magensaft in kleine Einzelbestandteile zerlegt und verdaut werden. Das Insulin in Form von Kapseln, deren Inhalt sich erst im Dünndarm löst, an der Magensäure »vorbeizuschmuggeln«, bringt leider auch nicht den gewünschten Erfolg. Hier würde es, wie jedes andere Eiweiß auch, vom Bauchspeichel verdaut. Alle Versuche, es in Zäpfchenform, als Nasenspray oder über ein Hautpflaster in den Körper zu bringen, sind bislang an der fehlenden Steuerbarkeit gescheitert. Intensiv wird aber am Insulin zum Inhalieren gearbeitet, es soll in wenigen Jahren auf den Markt kommen. Die bisherigen Tests sind so positiv verlaufen, dass die ersten Produktionsanlagen gebaut wurden.

Bislang gibt es also keine andere Möglichkeit, das Insulin in den Körper zu bringen, als durch Injektion mit Hilfe von Spritzen, »Pens« oder Pumpen.

Unterschiedliche Diabetes-Typen

Diabetes mellitus Typ 1

Bei Kindern und Jugendlichen liegt in über 98 % der Fälle ein Diabetes mellitus vor, der dadurch zustande kommt, dass überhaupt kein oder nicht mehr im ausreichenden Maß Insulin produziert wird.

Die Behandlung muss also das fehlende Insulin ersetzen, weshalb vor allem im englischen Sprachraum für diese Form der Erkrankung die Bezeichnung »insulinpflichtiger Diabetes« (insulin dependent diabetes mellitus = IDDM) üblich war. In Deutschland und auch in anderen Ländern gebraucht man heutzutage den Ausdruck »Diabetes mellitus Typ 1«. Die früher weit verbreitete Bezeichnung »jugendlicher Diabetes« ist nicht mehr üblich. Man weiß inzwischen, dass etwa ein Drittel der Menschen mit Diabetes mellitus Typ 1 im Alter bis zu 10 Jahren erkrankt. Bei einem weiteren Drittel wird die Diagnose im Alter zwischen 10 und 20 Jahren und bei dem Rest sogar erst im Erwachsenenalter gestellt. Ein Auftreten jenseits des 40. Lebensjahres ist eher selten.

Diabetes mellitus Typ 2

Der nicht insulinpflichtige Diabetes mellitus wurde früher auch »Altersdiabetes« genannt, da er in der Regel nur selten vor dem 40. Lebensjahr vorkam. Heute hat sich für diese Stoffwechselerkrankung der Begriff »Diabetes mellitus Typ 2« durchgesetzt.

Bei dieser Form des Diabetes produziert der Körper weiterhin Insulin, zu Beginn der Erkrankung häufig sogar mehr als ein Mensch ohne Diabetes. Nur wird das Insulin verspätet nach einer Mahlzeit freigesetzt und der Körper spricht darauf nicht mehr richtig an.

Zu 80–90 % handelt es sich um Personen mit Übergewicht. Diese Form des Diabetes, also den Typ 2, kann man in erster Linie durch eine gesunde Ernährung vermeiden. Aufgrund des Insulinmangels beim Diabetes mellitus Typ 1 und der völlig anderen Verhältnisse beim Diabetes mellitus Typ 2 wird verständlich, dass aus dem insulinpflichtigen Diabetes eines Kindes im Alter kein Diabetes mellitus Typ 2 wird, der dann statt mit Insulinspritzen nur noch mit Diät oder Tabletten zu behandeln ist, wie manche Kinder – und auch Eltern – hoffen. Allerdings hat unser moderner Lebensstil mit mangelnder Bewegung und einem Überangebot an Nahrung dazu geführt, dass nicht nur in Nordamerika, sondern auch bei uns zunehmend mehr Jugendliche mit massivem Übergewicht an einem Diabetes mellitus Typ 2 erkranken. In New York hat bereits jeder zweite Jugendliche mit Diabetes einen Typ 2!

Bei übergewichtigen Jugendlichen und Erwachsenen wird zur Behandlung des Typ-2-Diabetes zunächst der Versuch gemacht, durch eine gesunde Ernährung (Diät) eine Normalisierung der Blutzuckerwerte zu erreichen. Mehr Bewegung ist ebenso unerlässlich. Erweisen sich diese Maßnahmen als nicht ausreichend, setzen die Ärzte Medikamente ein, die über den Mund eingenommen werden. Ärzte benutzen dafür den lateinischen Ausdruck »oral« und sprechen von einem »oralen Antidiabetikum«.

Orale Antidiabetika

Acarbose wird häufig als erstes Medikament in Tablettenform in einem »Stufenschema« verschrieben. Acarbose verlangsamt die Verdauung der Kohlenhydrate. Dadurch wird Zucker aus der Nahrung nicht so schnell freigesetzt. Die Aufspaltung der Nahrung erfolgt erst im Dickdarm. Dies führt leider trotz der üblichen »einschleichenden Dosierung« häufig zu der äußerst unangenehmen Nebenwirkung von Blähungen. Deshalb verordnen manche Ärzte dieses Medikament überhaupt nicht. Für Kinder ist es nicht zugelassen.

Biguanide sind, bis auf ganz wenige Ausnahmen, bei den massiv übergewichtigen Jugendlichen mit Diabetes mellitus Typ 2 in der Kinderdiabetologie ebenfalls nicht geeignet. Biguanide verzögern die Aufnahme des Zuckers aus dem Darmtrakt. Die in der Leber ablaufende Neubildung des Zuckers wird zusätzlich gehemmt. Die dritte Wirkung besteht in der Verbesserung der Zuckerverwertung in der Muskulatur. Hinsichtlich der Nebenwirkungen ist außer den von der Acarbose her bekannten Magen-Darm-Beschwerden vor allem eine sorgfältige Überwachung der Nierenfunktion der Patienten erforderlich. Zugelassen ist Metformin erst ab 18 Jahren.

Sulfonylharnstoffe gehören zu der dritten Gruppe aus der Reihe der oralen Antidiabetika. Sie sind seit fast 50 Jahren bekannt, das in Deutschland am häufigsten verwendete Medikament ist das Glibenclamid. Auch diese Tabletten enthalten kein Insulin, sondern Substanzen, die die Ausschüttung des noch vorhandenen körpereigenen Insulins fördern. Bei einer nicht geregelten Nahrungsaufnahme kann es hierbei zu Unterzuckerungen kommen. Oftmals kombiniert man beim älteren Menschen die Einnahme von Sulfonylharnstoffen mit Acarbose oder bei Übergewicht mit Metformin. Bei Kindern und Jugendlichen findet das Medikament nur beim sekundären Diabetes (Diabetes mellitus Typ 3) Verwendung. Weiterentwicklungen wie die Glinide sind für Patienten unter 18 Jahren nicht zugelassen. Die Glinide stimulieren ebenfalls die körpereigene Insulinfreisetzung aus der Bauchspeicheldrüse. Die Insulinabgabe durch diese Stoffe ist schneller als beim herkömmlichen Glibenclamid, die Wirkung aber kürzer, d.h. idealerweise setzen die Ärzte solche Medikamente mahlzeitenbezogen ein. Die neuesten »Zucker-Tabletten« auf dem Markt sind die Glitazone. Sie sind so genannte Insulinsensitizer. Sie bewirken, dass das im Körper noch vorhandene Insulin besonders effektiv auf den Muskel wirkt. Aber auch diese Medikamente können nur beim Diabetes Typ 2 eine Wirkung erzielen und dienen nicht als Insulinersatz.

In den allermeisten Fällen lässt sich der Diabetes mellitus Typ 2, um dies noch einmal herauszustellen, im Vorfeld dadurch behandeln, dass die Betroffenen sich gesund ernähren und vernünftig bewegen. Nur gelingt die notwendige Ernährungsumstellung nicht immer, so dass eine Tablettenbehandlung eingeleitet werden muss und zum Schluss, wenn die körpereigene Insulinproduktion nachlässt, wie beim Diabetes mellitus Typ 1 immer öfter eine Insulintherapie erforderlich ist.

Diabetes mellitus Typ 3

Neben dem Diabetes mellitus Typ 1 und 2 gibt es bei Jugendlichen und jungen Erwachsenen noch andere, ausgesprochen seltene Erkrankungen, bei denen die Inselzellen aufgrund von Umbauprozessen in der Bauchspeicheldrüse langsam ihre Funktion einbüßen. Ärztinnen und Ärzte sprechen in diesen Fällen von einem »sekundären Diabetes mellitus«. Dies ist bei der Mittelmeerblutarmut (Thalassämie) und bei der Mukoviszidose der Fall.

Die Mittelmeerblutarmut beruht auf einer Störung in der Produktion des roten Blutfarbstoffes. Folge ist eine z.T. massive Blutarmut, die durch wiederholte Bluttransfusionen behandelt werden muss. Das hierbei gehäuft anfallende Eisen lagert sich bevorzugt in inneren Organen ab, so auch im Pankreas, und kann im Laufe der Jahre zum Funktionsverlust führen.

Die Mukoviszidose ist eine Stoffwechselerkrankung mit einer gestörten Schweißproduktion, die neben Verdauungsstörungen zu einer schweren Lungenerkrankung führt. Bei mehr als 30 % aller Patienten mit Mukoviszidose im Alter über 15 Jahren entwickelt sich aufgrund von Umbauprozessen in der Bauchspeicheldrüse eine Zuckerstoffwechselstörung. Manchmal findet sich auch gleichzeitig ein Verlust der Alpha-Zellen, in denen Glucagon – einer der erwähnten Gegenspieler des Insulins – produziert wird. Diese Umbauprozesse gehen langsam vonstatten, so dass der Diabetes oft erst nach der Pubertät auftritt.

Die Behandlung des Typ-3-Diabetes kann meist für einige Zeit wie bei einem Typ 2 mit Tabletten erfolgen, erst bei Verlust eines Großteils der Inselzellen muss Insulin gespritzt werden. Selten entgleisen die Jugendlichen oder jungen Erwachsenen mit ihrem Stoffwechsel so schnell und stark, dass sie Infusionen bekommen müssen und gleich von Anfang an Insulin erhalten. Regelmäßige Kontrolluntersuchungen und die Durchführung eines so genannten oralen Glucosetoleranztests im jährlichen Abstand werden solche Situationen sicher zur absoluten Seltenheit machen.

Weitere Diabetesformen

Der MODY-Diabetes stellt eine Sonderform des Diabetes dar. Die Abkürzung MODY steht für »maturity onset of diabetes in the young«. Dabei erkranken Kinder und Jugendliche an einem Diabetes, wie er sonst im Erwachsenenalter (maturity) anzutreffen ist. Ein eindrucksvoller Stammbaum mit Diabetesfällen gleicher Art und leichten Verlaufs lässt an eine hohe Vererblichkeit denken. Aceton scheiden solche Patienten nicht aus. Durch molekulargenetische Untersuchungen besteht tatsächlich heutzutage die Möglichkeit, den genauen Gen-Defekt zu analysieren und dadurch auch Aussagen zum Verlauf bei den einzelnen Untergruppen zu machen. Die Behandlung besteht je nach Form und Werten im Beobachten oder in einer Therapie mit Diät oder Tabletten.

Das Wolfram-Syndrom ist ein noch seltener familiär auftretendes Krankheitsbild. Die betroffenen Kinder haben neben einem Diabetes mellitus einen Diabetes insipidus, was der Fachausdruck für die Wasserruhr ist. Außerdem bekommen die Kinder durch Veränderungen am Sehnerv erhebliche Schwierigkeiten mit dem Sehen. Deshalb wurde das Krankheitsbild in früheren Jahren auch DIDMOAD-Syndrom genannt, wobei die Buchstaben für die einzelnen Symptome stehen. Das für diese komplexe Störung verantwortliche Gen wurde erst vor wenigen Jahren entdeckt.

Auch bei **anderen angeborenen Erkrankungen** findet sich zusätzlich ein Diabetes mellitus. Alle diese Sonderformen des Diabetes kommen bei Kindern und Jugendlichen aber wirklich selten vor, wir werden uns in diesem Buch deshalb nur mit dem Diabetes mellitus Typ 1 befassen.

Typische Anzeichen

Wie bereits beschrieben, braucht Ihr Kind Insulin, um den aus der Nahrung aufgenommenen Zucker aus dem Blut zur Energiegewinnung in die Zellen zu transportieren. Fehlt das Insulin, steigt die Blutzuckerkonzentration an. Wenn ein Wert von etwa 160–180 mg% überschritten wird, versucht der Körper, den überschüssigen Zucker über die Nieren »loszuwerden«. Diesen Blutzuckerbereich nennt man deshalb auch »Nierenschwelle«.

Eines der ersten Symptome ist deshalb häufig der erhöhte Flüssigkeitsverlust. Zur Ausscheidung wird der Zucker im Urin gelöst, und da wegen des Insulinmangels viel Zucker anfällt, produziert Ihr Kind täglich mehrere Liter Urin mehr als sonst. Das ständige »Laufen auf die Toilette« – die Mediziner sprechen von Polyurie – hat Sie vielleicht schon an eine Harnwegsinfektion denken lassen. Auch nachts müssen die Kinder »raus«. Das Fremdwort dafür lautet Nykturie. Mitunter können sie aber gar nicht mehr die großen Harnmengen halten, und es kommt zum nächtlichen Einnässen, der Enuresis nocturna. Dies kann selbst bei älteren Kindern, die schon seit Jahren nachts »trocken« sind, passieren. Um die Flüssigkeitsverluste auszugleichen, trinken die Kinder ungewöhnlich viel. Selbst nachts stellen sie sich eine Sprudelflasche ans Bett. Der Fachausdruck dafür heißt Polydipsie.

Vermehrt anfallende Ketonkörper führen zur Übersäuerung des Blutes. Infolge des Insulinmangels kommt es zu einem vermehrten Fettabbau, der Körper geht an seine Reserven. Die im Fettabbau anfallenden Stoffwechselprodukte sind die Ketonkörper. Sie lassen sich mit entsprechenden Teststreifen im Urin nachweisen, da auch sie z.T. über die Niere ausgeschieden werden. Ebenso wie beim Zucker gelingt diese Ausscheidung aber nur bis zu einem gewissen Grad. Sie steigen deshalb im Blut an.

Ketonkörper, von denen Aceton der bekannteste ist, gehören zu den organischen Säuren. Durch ihre Anhäufung im Blut kommt es deshalb allmählich zu einer Übersäuerung des Blutes. Diese Situation bezeichnet man als ketoazidotische Stoffwechsellage. Sie können das Aceton in der Ausatemluft wahrnehmen – es riecht süßlich-faul wie ganz gewöhnlicher Nagellackentferner. Durch eine vertiefte Atmung versucht der Körper, der Übersäuerung entgegenzusteuern. Vor allem bei jüngeren Kindern denken Sie vielleicht in einer solchen Situation an eine Lungenerkrankung, denn Diabetes wird allgemein mit älteren Menschen in Verbindung gebracht. Hausmittel helfen jedoch in dieser Situation nicht. Solange kein Insulin zugeführt wird, steigen der Zucker und die Ketonkörper unaufhaltsam weiter an.

Bei vielen Kindern kommt es zu einem regelrechten Heißhunger. Die Kinder versuchen unbewusst, durch vermehrtes Essen die Kalorienverluste durch den Insulinmangel auszugleichen. Sie erinnern sich, dass wir Insulin zur Verwertung der Nahrung benötigen. Ärzte bezeichnen dieses Symptom als Polyphagie. Die Zuckerausscheidung nimmt dadurch jedoch nur weiter zu – es ist wie eine Spirale ohne Ende.

Ein letztes und gefürchtetes Symptom ist das Koma. Bis zum Entritt dieser gefürchteten Komplikation vergeht jedoch eine ganze Zeit. Zunächst klagen die Kinder über Kopfweh, werden ganz matt, müde und schläfrig. Wird jetzt nicht schnellstens gehandelt, führt die zunehmende Übersäuerung des Blutes und der durch noch so viel Trinken nicht mehr aufzufangende Wasserverlust schließlich zum Stadium des diabetischen Komas. Wenn bis dahin der Diabetes nicht erkannt und keine entsprechende Behandlung eingeleitet wurde, hilft jetzt nur noch schleunigst eine Einweisung in die Klinik, wo das Koma auf der Intensivstation behandelt werden muss.

Wie häufig kommt Diabetes bei Kindern eigentlich vor?

Jedes Jahr erkranken in Deutschland etwa 1200 Kinder und Jugendliche neu an einem Diabetes mellitus. Allein in Baden-Württemberg sind es mehr als 200 im Jahr. Eine andere Statistik besagt, dass etwa jedes 1000. Kind in Deutschland betroffen ist. Interessanterweise erkranken Kinder, deren Eltern aus Süd- und Osteuropa stammen, zweitens seltener an einem Diabetes als ihre deutschen Altersgenossen. Insgesamt gibt es etwa 20.000 Kinder und Jugendliche in Deutschland. Genaue Zahlen über die häufigste Stoffwechselerkrankung im Kindesalter liegen nicht vor, ein zentrales Melderegister wie in der ehemaligen DDR existiert im wiedervereinten Deutschland nicht.

Warum gerade mein Kind?

Diese Frage stellen sich Eltern immer wieder, wenn ihr Kind unter oft dramatischen Umständen in der Klinik aufgenommen wurde. Die Aufnahme erfolgt ja meist noch am Abend, nachdem die betreuende Praxis das Resultat der venösen Blutzuckerbestimmung erhalten und den Eltern mitgeteilt hat. Inzwischen weiß man, dass der Insulinmangel sich langsam, über mehrere Monate bis Jahre, einstellt, ohne dass der Körper Ihres Kindes dies zunächst verspürt. Erst wenn nur noch etwa 10–20 % der ursprünglichen Kapazität der Beta-Zellen vorhanden sind, stellen sich die typischen Erscheinungen des Diabetes mellitus überhaupt ein. Dann dauert es in über 90 % der Fälle nur noch etwa 3–4 Wochen, bis Sie stutzig werden und bei Ihrem Kind Diabetes mellitus Typ 1 diagnostiziert wird.

Wie kommt es zum Diabetes?

Nach heutigem Wissensstand lässt sich Diabetes bei etwa 80 % der betroffenen Kinder und Jugendlichen auf eine Störung des Immunsystems (körpereigene Abwehr) zurückführen. Unser Immunsystem hilft uns, mit Krankheitserregern, die Schnupfen, Windpocken, Röteln, aber auch ernsthaftere Infektionskrankheiten auslösen, fertig zu werden. Dazu werden im Körper gegen jedes dieser Viren oder Bakterien ganz bestimmte Abwehrstoffe, die Antikörper, entwickelt.

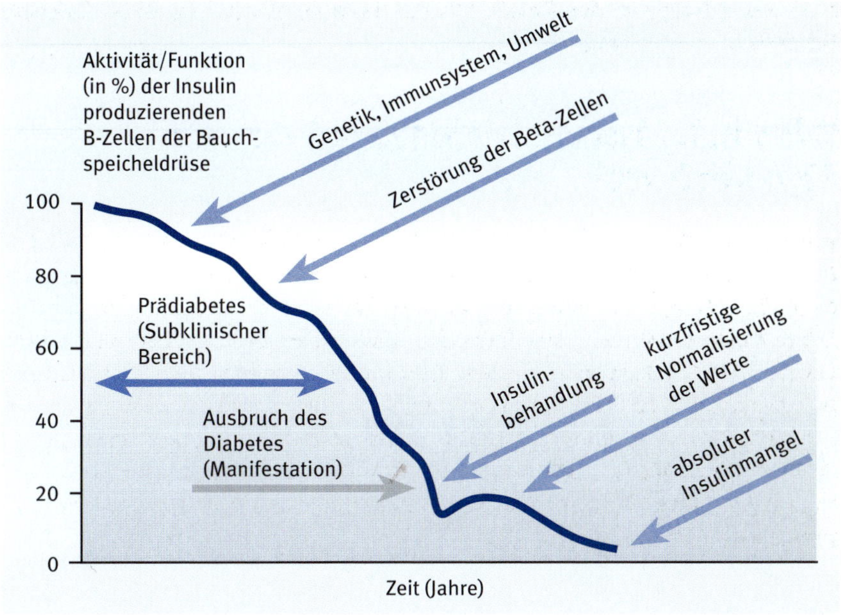

Zeitliche Entwicklung des Diabetes mellitus Typ 1 bis zum Ausbruch der Erkrankung.

Um es aber an dieser Stelle gleich vorwegzunehmen: Kinderkrankheiten und alle Schutzimpfungen zur Vorbeugung haben keinen Diabetes ausgelöst!

Auch ist das Immunsystem bei Kindern mit Diabetes nicht geschwächt, es funktioniert eher zu gut. Es kann nämlich vorkommen, dass das Immunsystem mit seinen Antikörpern bei manchen Kindern und Jugendlichen nicht nur irgendwelche von außen in den Körper eindringende Keime angreift, sondern sich aufgrund einer Fehlsteuerung gegen die eigenen Drüsenzellen richtet. So finden sich bei Patienten mit neu entdecktem Diabetes mellitus Typ 1 häufig Auto-Antikörper, d.h. Antikörper, die gegen den eigenen Organismus gerichtet sind. Nachweisen kann man Auto-Antikörper gegen Inselzellen, gegen verschiedene Zellbestandteile wie das Insulin und gegen zwei Enzyme der Beta-Zellen. Dieser folgenschwere Irrtum, dass der Körper gegen eigene Zellen »kämpft«, betrifft bei manchen Menschen auch andere Organe wie die Schilddrüse.

Da die Selbstzerstörung an den Inselzellen sich erst dann bemerkbar macht, wenn von ihnen bereits 80–90% vernichtet sind, wird verständ-

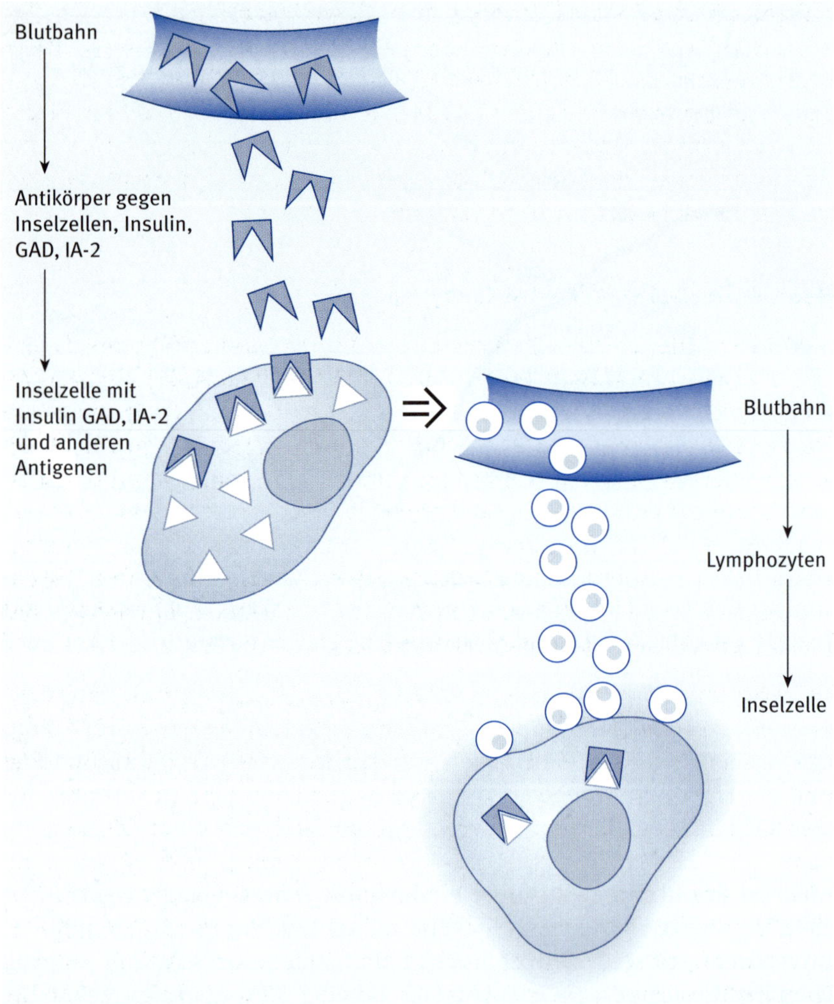

Körpereigene Antikörper markieren die Inselzellen. Durch diesen Reiz werden Lymphozyten angelockt und führen zur Zerstörung der Inselzellen.

lich, warum der Diabetes auch heute noch unheilbar ist. Die Zellen, die das lebensnotwendige Insulin produzieren sollen, können sich nicht mehr erholen oder nachwachsen. Ähnlich wie beim Herzinfarkt der Erwachsenen kommt es zu einem Ersatz der funktionstüchtigen Zellen durch Bindegewebe wie bei einer Narbe. Der gestresste Manager muss nach einem Herzinfarkt seinen Lebensstil genauso den veränderten Lebensbedingungen anpassen wie ein Kind mit Diabetes mellitus. Auch Ihre Frage, ob man dann nicht wenigstens diesen Zerstörungsprozess rechtzeitig aufhalten kann, muss derzeit noch mit einem klaren Nein beantwortet werden. Doch darauf wird an anderer Stelle dieses Buches noch einmal eingegangen. Bei einem kleinen Teil der Mädchen und Jungen mit neu entdecktem Diabetes sind keine Auto-Antikörper im Blut nachweisbar. Trotzdem ist bei Ihnen die Erkrankung und ihr Ablauf gleich. Warum das so ist, lässt sich bis heute noch nicht beantworten.

Was hat Diabetes mit Vererbung zu tun?

In 90 % der Fälle trifft Sie die Diagnose wie aus heiterem Himmel. In der gesamten Verwandtschaft findet sich überhaupt kein Fall von Diabetes. Bei entsprechenden Nachforschungen müssen Sie obendrein zwischen Typ 1 und Typ 2 unterscheiden. Sicherlich kann von der Medizin heute eine erbliche Veranlagung für die Entstehung einer Autoimmun-Erkrankung nachgewiesen werden. In unserer Klinik verzichten wir aber bewusst auf diese Nachforschung. Denn woher die Veranlagung stammt, belastet Sie als Eltern mehr, als dass Sie dadurch entlastet werden. Die dazu nötigen Untersuchungen helfen zudem Ihrem Kind nicht weiter und haben keinerlei Einfluss auf die Behandlung.

Die Bestimmung der Erbanlage wird HLA-Typisierung genannt. Damit lassen sich Eigenschaften auf dem Chromosom 6 – einem Träger der Erbanlage – nachweisen, die die Entwicklung eines Diabetes begünstigen. Eine Rolle kann der Test jedoch bei der Frage spielen, ob auch die Geschwister oder Sie selbst als Eltern an einem Diabetes erkranken können; die Bestimmung des HLA-Gens lässt diese Vorhersage mit großer Wahrscheinlichkeit treffen. Das Risiko an sich ohne nähere Bestimmung wird für sie alle allgemein mit 6 % angegeben. Wenn die Erkrankung bei Ihrem jüngsten Kind aufgetreten ist, ist die Wahrscheinlichkeit, dass auch die älteren Geschwister einen Diabetes entwickeln, kleiner als umgekehrt. Wenn Ihr Sohn die Stoffwechselstörung hat, liegt das Risiko, dass seine Kinder diese Krankheit bekommen, bei etwa 8 %. Hat Ihre Tochter einen Diabetes, liegt das gleiche Risiko nur bei etwa 3 %. Dabei besteht der Diabetes aber nicht von Anfang an, sondern wird – wenn überhaupt – zu dem üblichen Zeitpunkt auftreten, zu dem auch sonst Kinder und Jugendliche erkranken, am häufigsten kurz vor Eintreten in die Pubertät.

Den Diabetes verhindern?

Natürlich sind in den letzten Jahren alle möglichen Versuche unternommen worden, Auto-Antikörper gegen Inselzellen zu unterdrücken und dadurch einen sich anbahnenden Diabetes bei Kindern und Jugendlichen mit positivem Befund für Inselzell-Antikörper zu verhindern. So liefen in Deutschland und Amerika Studien mit vorbeugendem Schlucken oder Spritzen des Insulins. Auch hoch dosierte Gaben von Vitamin B (Nicotinamid) und Proteasen – Enzymen, die aus der Ananas gewonnen werden – wurden getestet. Im Moment werden in Israel Experimente mit einem Eiweiß gemacht, das die Antikörper sozusagen neutralisieren soll. Es ist aber noch viel zu früh, irgendwelche Empfehlungen für die Behandlung auszusprechen, da diese Studien noch nicht abgeschlossen sind.

Bisher haben derartige Versuche, den Diabetes zu verhindern, noch keinen Erfolg gezeigt. Die erprobten Medikamente konnten den Diabetes bestenfalls kurzzeitig aufhalten, die Nebenwirkungsrate war zudem leider sehr hoch.

Bevor Sie sich zur Teilnahme an solchen Studien entschließen, sollten Sie sich die psychologischen Auswirkungen überlegen. Sie müssen Ihr Kind zunächst einer Antikörperbestimmung unterziehen. Im Falle eines positiven Befundes sind Sie möglicherweise nicht mehr so unbefangen wie vorher, als Sie den Befund noch nicht kannten. Jede Veränderung im Befinden Ihres zu diesem Zeitpunkt noch gesunden Kindes könnte Sie verunsichern. Manche Leute haben es andererseits lieber, wenn sie genau wissen, was auf sie zukommt. Sie müssen sich also fragen, wie Sie reagieren würden für den Fall, dass der Befund leider positiv ausfällt und bei Ihrem bisher nach außen noch gesundem Kind Auto-Antikörper nachgewiesen werden.

Hat jemand Schuld am Diabetes?

Da man die genaue Ursache dieses Selbstzerstörungsprozesses, der zum Diabetes führt, nicht kennt, wodurch er ausgelöst und wie er in Gang gehalten wird, kann es für die Entstehung des Diabetes auch keine klare Schuldzuweisung geben.

Sicher waren es nicht die Süßigkeiten, ein zu großes Verwöhnen Ihres Kindes oder unser moderner Lebensstil!

Denken Sie daran, dass der Diabetes schon im Altertum bekannt war, als es noch keinen weißen Zucker, keine Schoko-Riegel oder Limonaden aus der Büchse gab. Aber die Forschung geht weiter, und so bleibt die Hoffnung, dass bald die wahre Ursache gefunden wird und damit vielleicht eine Heilung möglich ist.

Die Remission – keine Erholung auf Dauer

Oft kommt es nach der Diagnosestellung noch im Krankenhaus zu einer spürbaren Verbesserung der Situation. Die Blutzuckerwerte normalisieren sich, obwohl das Kind etwa ab der zweiten Woche nach der stationären Aufnahme weniger Insulin braucht. Statt die Dosis entsprechend der Gewichtszunahme zu steigern, ist jetzt eine rasche Reduzierung der von außen zugeführten Insulinmenge angezeigt. Zum ersten Mal wird Ihr Kind wahrscheinlich auch eine Unterzuckerung verspüren. Deshalb muss schneller als sonst die Dosis angepasst werden. Diese Phase stellt die Regel und nicht die Ausnahme dar. Gut 80 % aller neu erkrankten Kinder und Jugendlichen erleben sie.

Je älter das Kind bei der Einweisung in die Klinik war und je weniger entgleist der Stoffwechsel, umso länger hält die Zeit an, die man Erholungs- oder Remissionsphase oder »Honeymoon-Periode« (= Flitterwochen) nennt.

Alle drei Begriffe werden nebeneinander gebraucht. Jungen haben übrigens eine längere Remissionsphase als Mädchen. Von einer teilweisen (partiellen) Remission sprechen wir, solange die Kinder weniger als 0,5 Einheiten Insulin pro Tag für jedes Kilogramm Körpergewicht brauchen. Im Durchschnitt hält diese Phase 4 Monate an, dann steigt der Insulinbedarf wieder, zumal Ihr Kind ja auch wächst. Kürzere Zeiten sind aber genauso möglich wie eine »Erholung« von über einem Jahr. Die Remissionsphase erleichtert Ihnen nach der Entlassung aus der Klinik die Eingewöhnung in den Alltag. Die Erholungsphase ermöglicht nämlich meist eine einfache Therapie, so dass Sie mit vergleichsweise wenig Aufwand optimale Ergebnisse erzielen. Schließlich produziert der Körper noch einen kleinen Rest Insulin.

Häufig reicht es aus, wenn sich die Kinder nur einmal am Tag Insulin spritzen. Bei etwa 5 % aller neu an Diabetes erkrankten Kinder ist die Erholungsphase sogar so stark ausgeprägt, dass sie einige Zeit überhaupt nicht zu spritzen brauchen.

Wir sprechen in diesem Fall von klinisch totaler Remission. Allerdings keimt dann oft die trügerische Hoffnung auf, dass die Behandlung des Diabetes mit der Entlassung aus der Klinik abgeschlossen ist. Denn immer wieder geben sich Eltern in dieser Phase dem Wunsch hin, dass der

Verlauf des Diabetes bei dem eigenen Kind doch anders sein wird als allgemein bekannt. »Tröstende« Worte in der Anfangsphase wie »Ich habe von Bekannten gehört, die kennen in der Nachbarschaft einen Fall, dass ein Junge sich später nicht zu spritzen brauchte« nähren diese Zweifel an der Unheilbarkeit. Ob nicht vielleicht doch etwas daran ist? Die täglich selbst erhobenen Stoffwechselkontrollen zeigen dann aber schließlich doch, dass eine dauerhafte Insulingabe unausweichlich ist.

Die Remissionsphase ist keine Erholung auf Dauer, es bleibt dabei: Der Diabetes ist chronisch, bislang unheilbar!

Das Beispiel des oben genannten Jungen war dann auch nichts anderes als eine klinisch totale Remission, wie man sie gerade selbst erlebt hat. Das Ende der Remission macht wieder häufigere Injektionen erforderlich, was allen Beteiligten schwer fällt. Wie Sie darauf reagieren können, lesen Sie im Kapitel »Die Angst vor der Insulinspritze«. Da der Beginn und die Dauer der Erholungsphase unter Umständen auch davon abhängen, wie gut der Diabetes behandelt wird, sollte von Anfang an so rasch und perfekt wie möglich eine Normalisierung der Blutzuckerwerte erzielt werden.

Spätestens nach 1–2 Jahren ist selbst bei einem optimalen Verlauf eine Situation erreicht, in der kein körpereigenes Insulin mehr produziert wird und die ganze Menge von außen zugeführt werden muss.

Gerade in dieser Zeit kommt es oftmals zu starken Schwankungen des Blutzuckers. Im »Hinterkopf« haben Sie das im Körper Ihres Kindes noch vorhandene Insulin in Ihre Überlegung mit eingeschlossen, wenn Sie die jeweilige Dosis festgelegt haben. Das Insulin ist aber jetzt wirklich nicht mehr ausreichend vorhanden, weswegen die »alte Dosis« nicht mehr ausreicht und es zu deutlichen Blutzucker-Spitzen kommt. Diese Spitzen können ihrerseits dazu führen, dass die letzten körpereigenen Insulinreserven doch noch mobilisiert werden und es dann zu starken Unterzuckerungen kommt.

Auch diese Zeiten werden Sie und Ihr Kind gemeinsam mit Ihrem Diabetes-Team erfolgreich durchstehen und nach einiger Zeit werden Sie merken, wie der anfänglich scheinbar nicht in den Griff zu bekommende Diabetes nun – ohne dass Sie es gemerkt haben – für Sie alle zum gewohnten Alltag geworden ist.

Die Insulinbehandlung

Egal, ob Spritzen, »Pens« oder Pumpen – gepiekst werden muss immer

Wie bereits beschrieben, gibt es bisher keine andere zuverlässige Möglichkeit, dem Körper Insulin zuzuführen, als es zu spritzen. Für die Weiterbehandlung zu Hause ist die Injektion des Hormons ins Unterhautfettgewebe das übliche Verfahren.

Bei Kindern und Jugendlichen wird fast ausschließlich ein »Pen« oder eine Spritze verwendet.

Insulinpumpen – kleine, zigarettenschachtelgroße Geräte, die am Gürtel getragen werden und mit denen das Insulin ins Unterhautfettgewebe über einen dünnen Schlauch mit einer kleinen Nadel gelangt – werden meist erst von Jugendlichen nach der Pubertät oder von jüngeren Erwachsenen akzeptiert. Anders auszusehen durch das Tragen einer Pumpe, auf das Gerät angesprochen zu werden und dann die Erkrankung immer wieder erklären zu müssen, sind Argumente von Jugendlichen, wenn sie sich gegen eine Pumpe entscheiden.

Bei einer Befragung im Herbst 1996 in über 20 spezialisierten deutschen Kinderkliniken, an denen mehr als 2400 Patienten betreut wurden, stellte sich heraus, dass eine Pumpenbehandlung nur in wenigen Ausnahmefällen durchgeführt wurde, diese Behandlungsform bei Jugendlichen also insgesamt zahlenmäßig keine Rolle spielte. Seither ist aber allgemein ein Trend hin zu dieser Therapieform mit ihrer optimalen Behandlungsmöglichkeit zu beobachten. Bei Jugendlichen und jungen Erwachsenen sind es nach einer aktuellen Bestandsaufnahme im Jahr 2001 fast 10% gewesen. Auf die Vorteile der Pumpentherapie werden wir ausführlicher in dem Abschnitt über die intensivierte, konventionelle Therapie (ICT) eingehen. Oftmals ist der Wunsch nach einer Pumpentherapie der Anlass für Kinderdiabetologen, die medizinische Weiterbetreuung den internistischen Kollegen zu übertragen. Eine unter die Haut eingepflanzte (= implantierte) Insulinpumpe, die das Insulin direkt in die freie Bauchhöhle abgibt, wird in Deutschland nur in Ausnahmefällen bei Jugendlichen eingesetzt.

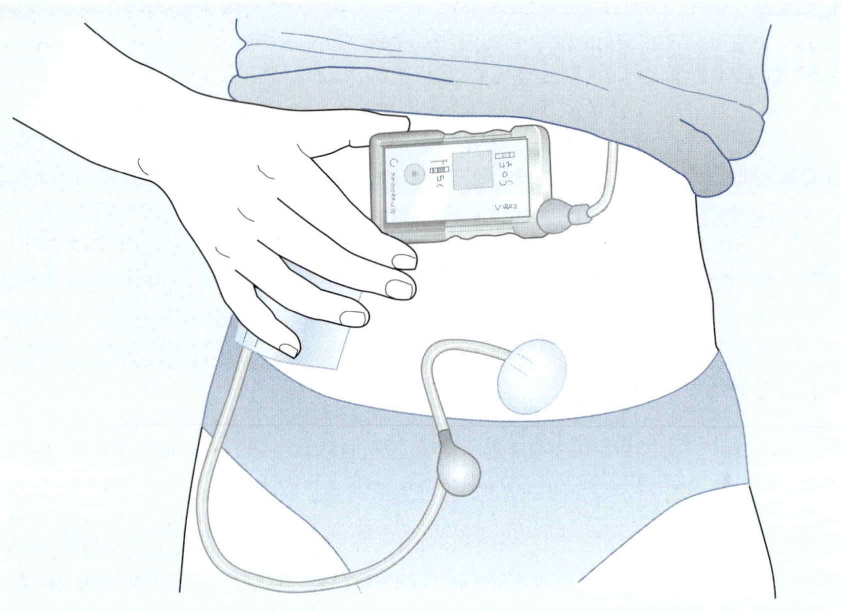

Insulinpumpe.

Über die Vene wird das Insulin nur im Notfall bei Stoffwechselentgleisungen in der Klinik verabreicht.

Die Wirkung des Insulins ist dabei völlig anders, als wenn es ins Unterhautfettgewebe gespritzt wird. Für den Alltag zu Hause ist es kein geeignetes Verfahren. Für zu Hause bleiben also die Einmalspritze oder die »Pens« für die Injektion ins Unterhautfettgewebe.

Aus Angst vor der Nadel ist vielleicht die Verlockung groß, mit einer »Insulinpistole« das Insulin »ohne Nadel« zu verabreichen. Es gab vor allem in den USA jahrzehntelang verschiedene Apparate, die etwa maiskolbengroß waren. Ein etwa kugelschreibergroßes Konkurrenzprodukt kam vor wenigen Jahren in Deutschland auf den Markt. Die Geräte werden nach entsprechender Füllung mit der gewünschten Insulinsorte – man kann auch 2 Insuline miteinander mischen – auf die Haut aufgesetzt, und das Insulin wird per Knopfdruck mit hohem Druck unter die Haut »gejagt«. Wir persönlich haben mit einem solchen Gerät nicht so gute Erfahrungen gesammelt. Klagen über ein Brennen nach dem Verabreichen des Insulins und das Auftreten kleiner Blutergüsse an der Stelle, wo das Gerät aufgesetzt wurde, haben wir öfter gehört. Kleinere Insulinmengen unter 5 Einheiten können mit einigen Geräten gar nicht verabreicht werden. Wir sind deshalb zurückkhaltend mit der Verordnung solcher »Insulinpistolen«. Beim Kapitel über die Einzelheiten beim Spritzen werden wir diese Geräte nicht weiter vorstellen.

Egal, welches Verfahren Sie wählen, das Stupfen am Finger für den Blutzucker vor der Injektion bleibt bei allen gleich.

Viele unterschiedliche Insulinsorten

Ob nun Spritze oder Pen, wichtig ist es zunächst für Sie zu wissen, welche Insuline es überhaupt gibt und wie sie wirken. In Deutschland ist eine breite Palette verschiedener Insuline mehrerer Hersteller erhältlich. Neben der verschiedenen Herkunft unterscheiden sich die Insuline durch ihre andersartige Wirkung. Wir wollen Ihnen im Folgenden die einzelnen Insuline vorstellen:

Einteilung nach Herkunft der Insuline

Tierische Insuline

In den ersten Jahrzehnten nach Entdeckung des Insulins waren nur Insuline von Schlachttieren erhältlich.

Das Rinderinsulin stammt aus dem Pankreas eines Rindes. Hieraus können etwa 2 Ampullen Insulin à 400 Einheiten gewonnen werden. Allerdings ist das Rinderinsulin gegenüber dem menschlichen Insulin an 3 Positionen seiner Struktur unterschiedlich, weshalb sich nach einigen Jahren Insulin-Antikörper bilden, die die Wirkung des Insulins negativ beeinflussen können. Bei Kindern und Jugendlichen wird es deshalb in Deutschland schon seit Jahren nicht mehr verwendet.

Das Schweineinsulin unterscheidet sich vom menschlichen Insulin nur durch eine Aminosäure, es wird also vom Körper über längere Zeit besser angenommen als das Rinderinsulin. Aus der Bauchspeicheldrüse eines Schweines kann man in der Fabrik etwa eine halbe Ampulle Insulin gewinnen. Seit fast 20 Jahren ist aber in Deutschland das naturidentische Humaninsulin auf dem Markt, weshalb Schweineinsulin nur noch ganz selten bei Kindern und Jugendlichen in Form von Verzögerungsinsulin eingesetzt wird.

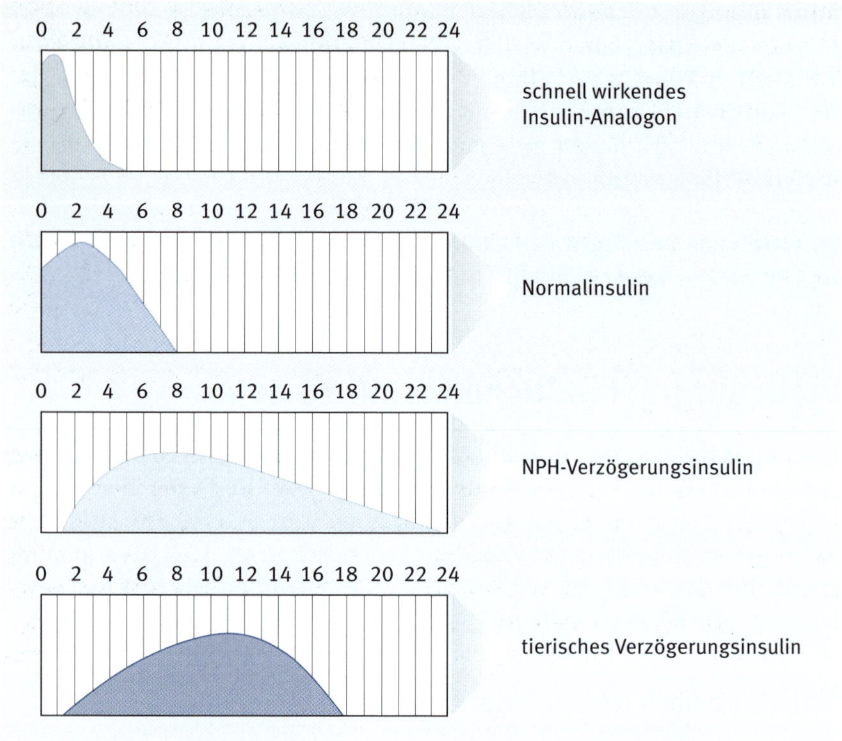

Insulinsorten und Wirkprofile.

Humaninsuline

Üblicherweise erhalten Kinder heute von Anfang an Humaninsulin. Das Humaninsulin gleicht in seiner Struktur zu 100 % dem menschlichen Insulin, stammt jedoch nicht vom Menschen. Für die Herstellung gibt es verschiedene Verfahren.

Für die Herstellung des naturidentischen Humaninsulins nimmt man Schweineinsulin und trennt diejenige Aminosäure ab, die den Unterschied zum Humaninsulin ausmacht. Dies geschieht mittels einer »Gen-Schere«. Jetzt braucht man nur noch die »richtige« Aminosäure daranzusetzen, und schon ist aus Schweineinsulin das naturidentische Humaninsulin geworden. Das so erhaltene Produkt bezeichnet man als semi-(halb-)synthetisches Humaninsulin.

Zur Herstellung des biosynthetischen Humaninsulins bedient man sich gänzlich der Gentechnik. In die Erbinformation von bestimmten Bakterien oder auch von Bierhefe wird das Molekül Insulin eingegeben. Die Bakterien bzw. die Hefe vermehren sich bei entsprechender Temperatur. Durch Herunterkühlen wird dieser Prozess gestoppt. Das Insulin wird aus der Erbinformation herausgetrennt und steht dadurch in großen Mengen zur Verfügung. Der Vorteil dieser Methode ist, dass dieses Insulin nichts mehr mit den Schlachttieren zu tun hat, so dass die Kinder nicht durch irgendwelche Rückstände oder Erreger gefährdet werden können. Ein weiterer Pluspunkt dieses Verfahrens ist, dass die Versorgung Ihres Kindes mit Insulin aufgrund der großen Herstellungsmengen trotz größerer Häufigkeit der Erkrankung auch in weiterer Zukunft gesichert ist.

Weiterentwicklungen der gentechnologischen Verfahren haben zur Herstellung so genannter Insulinanaloga geführt. Darunter versteht man Substanzen, die zwar ihrer Herkunft und Wirkung nach, aber nicht im chemischen Aufbau dem Insulin entsprechen. Mit dem oben geschilderten Verfahren der Gentechnologie kann der Aufbau des Insulinmoleküls so geändert werden, dass die Wirkung entweder stark verkürzt – sog. Turbo-Insuline – oder künstlich verlängert wird – sog. Langzeit- und Verzögerungsinsuline.

»Insulinsorten«

Charakterisierung (unverzögerter Anteil in %)				W min/h	Aventis	Berlin-Chemie
neutrale Insuline[2]	A		sehr kurz wirkend	10/4		
neutrale Insuline[2]	Humaninsuline[2]		Normalinsuline[3,] kurz wirkend	20/6	Insuman Rapid[5,6] H-Tronin[7,8]	Berlinsulin H No
neutrale Insuline[2]	Humaninsuline[2]		NPH-Insuline[3]	45/20	Insuman Basal[5,6]	Berlinsulin H Ba
neutrale Insuline[2]	Humaninsuline[2]		Z: langsam wirkend	120/24		
neutrale Insuline[2]	Humaninsuline[2]		Z: sehr langsam und sehr lange wirkend	180/28		
neutrale Insuline[2]	tierische Insuline[2]	S	Normalinsuline[3]	20/8		Insulin SNC (U4
neutrale Insuline[2]	tierische Insuline[2]	S	NPH-Insuline[3]	45/24		
neutrale Insuline[2]	tierische Insuline[2]	S	Z: langsam, aber kürzer wirkend	90/16		
neutrale Insuline[2]	tierische Insuline[2]	S	Z: langsam wirkend	120/24		L-Insulin SNC (U
Säure[2]	tierische Insuline[2]	S/R	Z: langsam wirkend	120/24		
Säure[2]	tierische Insuline[2]	S	Normalinsuline	20/8	Insulin S (U40)	Insulin S (U40)
Säure[2]	tierische Insuline[2]	R	Normalinsuline	20/8	Insulin (U40)	
Säure[2]	A		Basal-Analog	60/>24	Lantus (U100)c[5,6]	

lly	Novo-Nordisk
umalog (U100)[3,4,5,6,7]	Novorapid (U100)b [3,4,5,6,7]
uminsulin Normal[5,7]	Actrapid HM[5,6]
uminsulin Basal[5,6,7]	Protaphan HM[5,6] Insulatard Human (U40)
uminsulin Long (U100)[7,12]	Monotard HM (U40)
uminsulin tralong (U100)[7,12]	Ultratard HM (U40)
	Novo Semilente MC (U40)
	Novo Lente MC (U40)[11]

Bemerkungen

Jeglicher Insulinwechsel beinhaltet neben Chancen auch Risiken!

W: Anhalt für Wirkbeginn in min./-dauer in Std.
A: Analog-Insulin
S: Schweineinsulin
R: Rinderinsulin
Z: Zinkverzögertes Insulin
NPH: Neutrales Protamin Hagedorn
a: Lispro-Insulin
b: Aspart-Insulin
c: Glargin-Insulin

1. Umstellung von tierischem Insulin auf humanes nur bei med. Indikation (BAG v. 26.7.88)
2. Saure u. neutrale Insuline dürfen nicht gemischt werden
3. Nicht mit zinkverzögertem Insulin mischbar
4. Mit NPH-haltigem Insulin nur direkt vor der Injektion mischbar
5. U100 in Kartuschen für Pen
6. U100 in Fertigspritzen
7. U100 in Flaschen
8. Auch als U100 in Pumpen-Kartuschen
9. Auch als U100-Pumpeninsulin in Flaschen: Velasulin MC PP[12]
10. Auch als U40-Pumpeninsulin: Velasulin Human PP[11]
11. Läuft z. Z. aus
12. Gerade aus dem Handel

(U40): nur als U-40-Insulin
(U100): nur als U-100-Insulin

Einteilung nach Wirkart der Insuline

Normal(Alt)insulin

Normalinsulin ist ein schnell wirkendes Insulin ohne Verzögerungseffekt. Diese Art von Insulin hat man lange Zeit als Altinsulin bezeichnet, weil es als erstes hergestellt wurde, bevor die Neuentwicklungen erschienen. In den meisten Kliniken nennt man die schnell wirkenden Insuline heute aber Normalinsulin. Es gibt sie in Deutschland nicht mehr als tierisches, sondern nur noch als Humaninsulin. Sein Wirkeintritt liegt bei den Produkten aller Hersteller bei etwa 20–30 Minuten. Daraus erklärt sich übrigens auch der bekannte Spritz-Ess-Abstand, nämlich die Zeit zwischen dem Spritzen und dem Essen, worauf wir später ausführlich eingehen. Das Normalinsulin wirkt nach 1–3 Stunden am stärksten, nach 4–6 Stunden praktisch nicht mehr.

Allgemeine Regeln zur Wirkung von Insulin

Je größer die Dosis, umso länger hält die Wirkung an.

Bei der Berechnung des Wirkeintritts muss man den Injektionsort berücksichtigen! Am schnellsten wird das Insulin freigesetzt, wenn es unter die Bauchhaut gespritzt wird. In der Reihenfolge Oberarm, Oberschenkel und schließlich Gesäß nimmt die Geschwindigkeit der Aufnahme des Insulins in die Blutbahn ab. Dies bedeutet in aller Regel, dass die Kinder zwischen dem Spritzen und dem Essen länger warten müssen.

Auch die Temperatur nimmt Einfluss auf die Insulinfreisetzung vom Injektionsort. Nimmt Ihre Tochter noch ein Vollbad zwischen Spritzen und Essen oder duscht Ihr Sohn nach dem Spritzen noch schnell heiß oder war er gerade in der Sauna, so müssen Sie mit einer Hypoglykämie rechnen, da durch die Wärme die Durchblutung verbessert wird und das Insulin deshalb sehr viel schneller anflutet. Das Gleiche gilt aber auch nach dem Sport. Eine Fahrradtour am Nachmittag und dann schnell das Insulin in das Fettgewebe am Oberschenkel gespritzt lässt das Insulin rascher in die Blutbahn übertreten.

Am meisten verändert sich aber die Insulinwirkung, wenn versehentlich in den Muskel gespritzt wurde, was vor allem bei Injektionen am Arm vorkommen kann. So können immer wieder schwere Unterzuckerungen durch die rapide Insulin-Freisetzung auftreten.

Bei Kälte oder auch bei der schweren Überzuckerung, der diabetischen Ketoazidose, sieht es genau anders aus. Hier kann es sehr lange dauern, bevor das Insulin überhaupt wirkt. Deshalb ist man davon abgekommen, bei einer diabetischen Ketoazidose in der Klinik Normalinsulin subkutan zu spritzen, es wird mit einer großen (Perfusor-)Spritze langsam in die Vene gepumpt! Unserer Erfahrung nach reagieren übrigens jüngere Kinder stärker und schneller auf die Insulininjektion als ältere, vielleicht haben Sie dies auch schon festgestellt.

»Turbo«-Insuline

Lis-Pro-Insulin ist das erste in Deutschland 1996 zugelassene Präparat. Es weist einen Austausch der beiden Aminosäuren Lysin und Prolin auf, daher der Name Lis-Pro-Insulin. Dies bewirkt die gegenüber dem Normalinsulin völlig veränderte Wirkung. Beim normalen Humaninsulin lagern sich 6 Moleküle Insulin um ein Zink-Molekül und ergeben so ein recht großes Gesamtmolekül. Wenn Insulin gespritzt wird, müssen am Injektionsort erst einmal diese »6er-Packs« – wie der Begriff Hexamer aus der Fachsprache salopp übersetzt wird – in jeweils drei »2er-Packs« bzw. sechs Einzelmoleküle gespalten werden, damit sie in die winzigen Blutgefäße übertreten können. Dies dauert etwa 20 Minuten und erklärt den Spritz-Ess-Abstand.

Durch den Austausch der Aminosäuren bei dem gentechnologisch veränderten Lis-Pro-Insulin lagert sich das Insulin nicht wie gewohnt zusammen. Es liegt direkt als Einzelmolekül am Injektionsort vor und wird deshalb sofort aufgenommen. Dafür hält die Wirkung nur 2–3 Stunden an.

Viele Jugendliche benutzen es als »Joker«, wenn sie abends ausgehen. Es ermöglicht Ihnen, spontan und nicht an feste Zeiten gebunden etwas zu essen. Es wirkt allerdings so rasch, dass es bei einem sehr fetthaltigen Essen, das »lange im Magen liegt«, wie z. B. eine Pizza, erst nach dem Essen gespritzt werden sollte. Wegen der kurzen Wirkdauer deckt es – anders als das übliche Normalinsulin – keine Zwischenmahlzeiten ab, so dass Ihr Kind öfter spritzen muss, wenn es sich nicht auf Hauptmahlzeiten beschränken möchte.

Ohne zusätzliche mehrfache Injektion eines Verzögerungsinsulins lässt sich eine vernünftige Einstellung des Diabetes mit einem solchen »Turbo-Insulin« nur schwer verwirklichen.

Zugelassen ist das Lis-Pro-Insulin bei Kindern älter als 12 Jahre, bei jüngeren Kindern ab 4 Jahre, wenn der Arzt es für erforderlich hält.

Insulin Aspartat, ein weiteres, ultrakurz wirksames Insulinanalog wurde 1999 in Deutschland zugelassen. Bei diesem Produkt ist die Aminosäure Prolin gegen die Aminosäure Aspart ausgetauscht worden. Die Wirkung des Insulin Asparts – ist die gleiche wie beim Lis-pro-Insulin, es wirkt auch wie ein »Turbo«! Das Insulin Aspart ist ab dem Alter von 6 Jahren zugelassen.

Schwangere dürfen übrigens, wie bei vielen anderen Medikamenten üblich, keine Insulinanaloga anwenden.

Verzögerungsinsulin

NPH-Insuline sind in Deutschland die üblichen Verzögerungsinsuline. »N« steht dabei für neutral, das bedeutet, dass das Insulin, anders als früher produzierte Insuline, dem Säuregrad der Körperflüssigkeit angepasst ist. »P« ist die Abkürzung für Protamin, ein Fischeiweiß, das das Insulin bindet und so den Verzögerungseffekt ausmacht. Der Buchstabe »H« steht schließlich für den dänischen Arzt Dr. Hagedorn, der in den 30er Jahren dieses Verfahren entwickelt hat. Im Ausland finden Sie manchmal das Verzögerungsinsulin Ihres Kindes unter diesem Begriff wieder und nicht unter dem Ihnen vertrauten Namen. Die NPH-Insuline entwickeln ihre Wirkung etwa 90 Minuten nach Injektion. Ihren Wirkgipfel haben sie nach 4–6 Stunden. Die Wirkung lässt nach 12 Stunden deutlich nach, 20 Stunden später ist sie nicht mehr vorhanden. Bei jüngeren Kindern ist mitunter zu beobachten, dass das NPH-Insulin noch kürzer wirkt. Neben dem Alter des Kindes spielt auch die kleinere Dosis eine Rolle, was ja in der Regel miteinander einhergeht. Diese Angaben gelten für Humaninsulin.

Insuline vom Lente-Typ werden nur noch gelegentlich verschrieben. Der Verzögerungseffekt wird durch die Anlagerung des Insulins in amorpher und kristalliner Form an Zinkkristalle hervorgerufen, womit eine längere Wirkdauer als bei NPH-Insulinen erzielt wird. Die Wirkung setzt nach etwa 2 Stunden ein und hält bis zu 22 Stunden an. Eingesetzt wird es also, wenn zwischen 7 und 15 Stunden der hauptsächliche Insulinbedarf besteht. Insulin vom Lente-Typ sollten Sie nach Angeben des Herstellers nicht zusammen mit Normalinsulin in einer Spritze mischen. Manche Eltern mischen es trotzdem. Dann muss das Insulingemisch aber sofort injiziert werden und die Spritze darf nicht liegen bleiben.

Semi-Lente ist ein Schweineinsulin. Der Wirkeintritt ist nach 60–90 Minuten zu verzeichnen, die Wirkdauer beträgt bis zu 16 Stunden, die

Wirkkurven sind dosisabhängig. Es wirkt »kurz und knackig«, wie die Kinder sagen. Also so richtig zwischen 5 und 10 Stunden. Bei Jugendlichen mit starken Blutzuckeranstiegen im Morgengrauen, dem sog. »Dawn-Phänomen«, findet es in den letzten Jahren wieder zunehmend Anwendung. Wir kommen in dem Kapitel über die intensivierte konventionelle Therapie ausführlicher auf das Dawn-Phänomen zu sprechen.

Weitere Insulinpräparate als die bisher genannten Verzögerungsinsuline, wie die Surfen-Insuline, spielen in der Kinderheilkunde keine Rolle. Sie liegen meist in einer von der Firma vorgegebenen Mischung aus Normal- und Verzögerungsinsulin vor. Auch das Ultra-Lente (vetratard) gehört zu den ungebräuchlichen Insulinen. Dieses Insulin hat einen Wirkeintritt nach etwa 8 Stunden und wirkt bis zu 24 Stunden. Allerdings hat es keinen eigentlichen Wirkgipfel, so dass es bei Kindern – wegen des vor allem in der Pubertät erforderlichen steigenden Insulinbedarfes während der frühen Morgenstunden – ungeeignet ist.

»Langzeit-Insulin«

Die Entwicklung geht weiter. Seit dem Sommer 2000 ist ein Insulinanalogen, das als über 24 Stunden lang wirksames Verzögerungsinsulin eingesetzt wird, in Deutschland auf dem Markt: das Glargin. Bislang ist es in unserem Land für Kinder und Jugendliche unter 18 Jahren nicht zugelassen. Das Präparat hat gegenüber dem Humaninsulin an der B-Kette eine Verlängerung um zwei Arginin-Aminosäuren erhalten. Darüber hinaus erfolgte an der A-Kette ein Austausch der Aminosäure an der Position 21 durch Glycin. Durch diese Änderungen fällt beim Injizieren im Unterhautfettgewebe die klare Substanz des Glargins – das Wort setzt sich aus Glycin und Arginin zusammen – kristallin aus und erzeugt so die gewünschte 24-Stunden-Wirkung. Es ist also die ideale Ergänzung zu den beiden ultrakurz wirksamen Insulinanaloga. Die Patienten müssen sich nur noch einmal am Abend das Glargin spritzen, und am nächsten Tag spritzen sie sich ihr »Turbo-Insulin« – wie wir es in diesem Buch nennen – zu den gewünschten Mahlzeiten. Aufpassen muss der junge Erwachsene (zugelassen ist es ab 18 Jahren), dass er das klare Turbo-Insulin nicht mit dem Langzeitinsulin verwechselt, so etwas kann verhängnisvoll werden.

Kombinationsinsuline

Die Insulinfirmen bieten eine Reihe von Insulinen mit Fertigmischungen aus Normal- und Verzögerungsinsulin an. Der Anteil des Normalinsulins liegt dabei zwischen 10% und 50%. Diese Insuline erweisen sich aber nur vordergründig als praktisch. Zwar würden Sie sich das »Mischen« der Insuline sparen und könnten auch gut mit dem »Pen« bei kleineren Kindern spritzen. Sie haben aber leider keine Möglichkeit, flexibel durch Veränderung der Dosis des Normalinsulins auf die bei Kindern stärker ausgeprägten Blutzucker-Schwankungen einzugehen. Allenfalls während der Remissionsphase ergibt also ihre Anwendung einen Sinn. Im Grunde genommen sind solche Kombinationsinsuline nur für den Diabetes mellitus Typ 2 geeignet. Der Stoffwechsel dieser Patientinnen und Patienten ist nicht von solchen Blutzuckerspitzen gekennzeichnet wie beim Typ-1-Diabetes, und auch der Tagesablauf ist beim älteren Menschen beileibe nicht so von Spontaneität beeinflusst wie bei einem Jugendlichen. In diesem Zusammenhang halten wir auch die Einmalartikel der »Fertigspritzen« mit einem Kombinationsinsulin für ungeeignet, die das Insulin nur in 2-Einheiten-Schritten abgeben können.

Konzentration der Insuline

Anders als in den USA und mittlerweile in fast allen anderen europäischen Staaten befinden sich in Deutschland Insuline mit zwei unterschiedlichen Konzentrationen auf dem Markt, in U-40 und U-100. Dementsprechend gibt es auch U-40-Spritzen und U-100-Spritzen.

U-40-Insulin

Das übliche Insulin in den Flaschen für die Einmalspritzen gibt es bei uns in einer Konzentration von U-40. Auch tierische Insuline sind bei uns nur in der Stärke von U-40 erhältlich. Dies bedeutet, dass 40 Einheiten 1 ml entsprechen. Die dafür vorgesehenen Insulinspritzen sind dementsprechend markiert.

In Deutschland gibt es folgende U-40-Spritzen:

0,5 ml = 20 Einheiten
1ml = 40 Einheiten
2ml = 80 Einheiten

Bei der kleinen Spritze haben Sie Markierungen für halbe Einheiten, bei der mittleren Spritze entspricht jeder Strich auf der Spritze einer ganzen Einheit, bei den »großen« Spritzen entspricht jeder Strich auf der Spritze zwei Einheiten.

U-100-Insulin

Die Insulinpatronen für den Pen enthalten Insulin mit einer Konzentration von U-100. Dabei sind 100 Einheiten in 1 ml Insulin vorhanden, weil das Insulin weniger Lösungsmittel enthält. Sie selbst müssen beim Gebrauch des Pen-Insulins nichts umrechnen. Die Firma hat schon für Sie umgerechnet!

Eine Einheit mit dem Pen gespritzt entspricht genau 1 Einheit eines U-40-Insulins, das Sie mit der entsprechenden Einmalspritze aufziehen.

Gefährlich ist es, eine Pen-Patrone mit normalen U-40-Spritzen anzustechen! Dies führt zu starken Dosierungsfehlern! Immer wieder kommt es zu schweren Unterzuckerungen, weil bei Ausfall des Pens trotz dringender Warnung das 2 ½fach höher konzentrierte U-100-Insulin mit einer U-40-Spritze injiziert wurde.

Es gibt auch U-100-Spritzen auf dem Markt für den Fall, dass der Pen versagt!

Es gibt die U-100-Spritzen in den Größen

0,3 ml	=	30 Einheiten
0,5 ml	=	50 Einheiten
1 ml	=	100 Einheiten.

Immer die richtige Spritze für das passende Insulin nehmen!

Im Ausland

Die Insulinfläschchen werden im Ausland in einer Konzentration von U-100 ausgeliefert, also gleich die richtigen Spritzen mitbesorgen! Auch wenn Sie noch reichlich U-40-Spritzen dabei haben, können Sie diese nicht für das U-100-Insulin verwenden.

Im Rahmen der europäischen Vereinheitlichungsbestrebungen ist es wahrscheinlich nur noch eine Frage der Zeit, wann auch in Deutschland generell auf U-100-Insuline umgestellt wird und damit Verwechslungen nicht mehr möglich sind. Der Umsatz des in Flaschen abgefüllten Insulins sinkt stetig. Andererseits bieten die U-40-Insuline für Kinder einen deutlichen Dosierungsvorteil. Bei Verwendung von U-100-Insulin ist es ausgesprochen schwer, eine halbe Einheit Insulin genau aufzuziehen. Sie müssen dann das Insulin, um sicher dosieren zu können, eigenständig vor der Verwendung verdünnen. Auf der anderen Seite betreuen wir seit Jahren schon Jugendliche, die wegen der kleineren Menge infolge der stärkeren Konzentration bewusst und problemlos das U-100-Insulin benutzen, auch in einer Mischspritze. Sicher werden bald auch U-100-Spritzen mit Markierungen für halbe Einheiten auf den Markt kommen.

Lagerung und Haltbarkeit des Insulins

Das Insulin, das Sie ständig benutzen, brauchen Sie nicht im Kühlschrank zu lagern. Es ist für den Temperaturbereich zwischen 0 und 40 Grad ausgelegt. Allerdings darf es nicht der prallen Sonne ausgesetzt sein, es würde sich zu stark erwärmen und dann nicht mehr richtig wirksam sein. Der nicht benötigte Vorrat gehört ins Gemüsefach. Legen Sie ihn keineswegs ins Tiefkühlfach, weil das Insulin durch das Gefrieren und Auftauen seine Eigenschaften verändert. Sie können die Wirkung dann wegen des Aktivitätsverlustes nicht mehr richtig steuern. Schauen Sie, bevor Sie das Insulin aufziehen wollen, zunächst einmal, ob das Insulin entsprechend dem Aufdruck auf der Ampulle noch verwendet werden darf. Zwar ist das Insulin viel länger wirksam, als es dem Haltbarkeitsdatum entspricht, dennoch sollten Sie eine überalterte Flasche nicht mehr benutzen. Wenn eine Flasche einmal benutzt ist, sollte sie in 30 Tagen aufgebraucht werden. Am besten machen Sie sich deshalb eine Notiz in Ihrem Büchlein mit den Stoffwechsel-Selbstkontrollwerten oder schreiben Sie das Datum einfach auf das Flaschenetikett. Die Insulinhersteller überprüfen derzeit eine längere Haltbarkeit, gesicherte Ergebnisse liegen hierzu jedoch noch nicht vor.

Wie ziehe ich Insulin richtig auf?

Bevor Sie Insulin in die Spritze aufziehen, nehmen Sie die Insulinampulle in die Hand und rollen das Verzögerungsinsulin zwischen den Handflächen. Die Lösung sollte nämlich einheitlich durchgemischt sein und nicht wie bei einer abgestandenen Suppe nur den Überstand oder den Bodensatz enthalten, sonst wirkt es nicht so, wie Sie es kennen. Bitte nicht schütteln, sonst schäumt es und macht Ihnen das Aufziehen sehr schwer. Normalinsulin brauchen Sie nicht in der Hand zu rollen, da es in einheitlicher Lösung vorliegt.

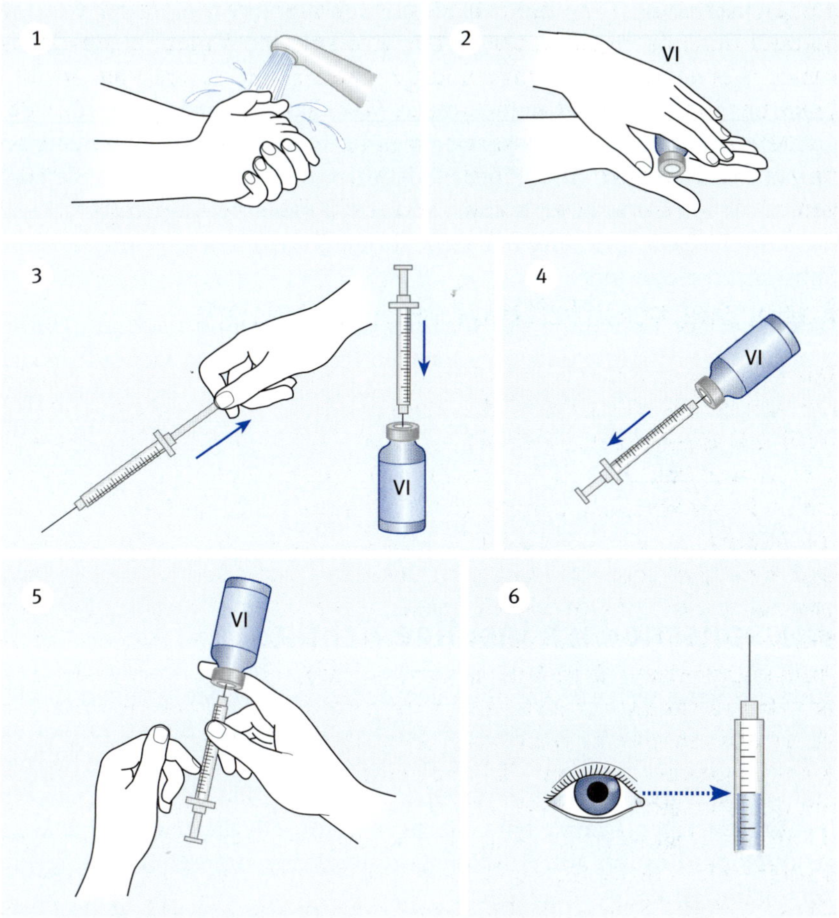

»Insulin richtig aufziehen«.

1. Hände waschen.
2. Flasche mit Verzögerungsinsulin 20-mal zwischen den Händen rollen.
3. So viele Einheiten Luft, wie gewünscht werden, in der Spritze aufziehen und in die Flasche spritzen.
4. Insulinflasche umdrehen und Insulin in der Spritze aufziehen.
5. Luft aus der Spritze klopfen und überschüssiges Insulin zurück in die Flasche spritzen.
6. Markierung und oberer Kolbenrand müssen sich decken.

Als nächsten Schritt sollten Sie zuerst den Gummistopfen der Insulinampulle mit einem Alkoholtupfer bzw. alkoholgetränkter Watte abwischen. Sie verhindern so, dass durch eindringende Erreger das Insulin verdirbt. Manche Ärzte halten diese Maßnahme nicht mehr für zeitgemäß, da alle Insuline Konservierungsstoffe enthalten. Wenn Sie einen Tropfen Insulin auf Ihre Finger bekommen, bemerken Sie einen eigentümlichen Geruch, er kommt von den Konservierungsstoffen. Trotz des jahrelangen Spritzens hat sich übrigens kein Schaden durch diese Substanzen eingestellt.

Damit bei der Entnahme des Insulins nicht nach und nach ein Unterdruck in der Ampulle entsteht, spritzen Sie jedesmal so viel Luft in das Fläschchen, wie Sie an Einheiten entnehmen wollen. Sie ziehen also zunächst den Stempel der Spritze so weit heraus, wie später Insulin aufgezogen werden soll. Dann stechen Sie die Spritze durch den Gummistopfen, spritzen von oben die Luft in das Insulinfläschchen und ziehen anschließend die benötigte Insulinmenge heraus.

Wie »mische« ich Insuline richtig?

Zunächst verfahren Sie wie oben gerade geschildert. Sie spritzen so viel Luft in die Verzögerungsinsulin-(= NPH-)Ampulle, wie Sie an Einheiten von diesem Insulin spritzen wollen. Anschließend spritzen Sie so viel Luft in die Normalininsulin-Ampulle, wie Sie an Einheiten von diesem Insulin benötigen. Dann ziehen Sie aus der Ampulle die gewünschte Menge an Normalinsulin auf. Anschließend wird die vorgesehene Menge an Verzögerungsinsulin aufgezogen.

Wie spritze ich Insulin richtig?

Spritzen mit der Spritze

Da Sie bei jüngeren Kindern nur kleine Insulinmengen benötigen, ist es wichtig, genau zu dosieren. Sie sollten deshalb die kleinen Spritzen mit 0,5 ml = 20 Einheiten verwenden. Die Dosiergenauigkeit ist entscheidend, da bei Kindern mit einem Gewicht unter 20 kg Körpergewicht schon 0,5 Einheiten den Blutzucker um etwa 50 mg% absenken. Daher sind die meisten derzeit verfügbaren Pens für jüngere Kinder auch nicht

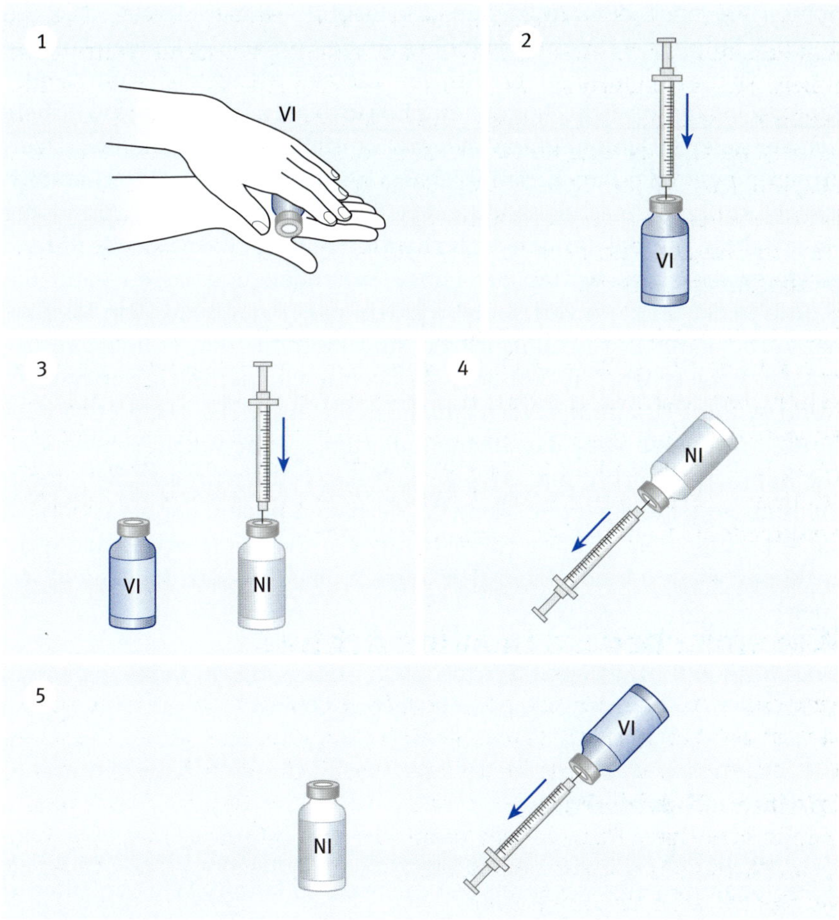

»Insulin richtig mischen«.
1. Verzögerungsinsulinflasche zwischen den Händen rollen.
2. Luft in die Flasche spritzen.
3. Anschließend Luft in die Normalinsulinflasche spritzen.
4. Die gewünschte Menge Normalinsulin aufziehen.
5. Zuletzt langsam das Verzögerungsinsulin in die gleiche Spritze aufziehen.

geeignet, da sie das Insulin in 1-Einheit- oder gar in 2-Einheiten-Schritten abgeben. Manche Eltern sind im Lauf der Jahre so gewandt im Aufziehen, dass sie das Insulin in Viertel-Einheiten-Schritten dosieren, selbst wenn dies von den Herstellern der Spritzen gar nicht vorgesehen ist.

Achten Sie nach dem Aufziehen des Insulins immer darauf, dass Sie durch Schnippen mit dem Zeigefinger an die Spritze alle kleinen Luftblasen nach oben »rausklopfen«. Bei den kleinen Mengen, die ein junges Kind an Insulin braucht, können solche Luftblasen die Dosis ganz erheblich verändern. Dann nehmen Sie eine Hautfalte an Oberschenkel, Oberarmen, Gesäß oder Bauch, damit Sie das Insulin sicher ins Unterhautfettgewebe spritzen. Anschließend stechen Sie die Nadel senkrecht durch die Haut, schräg nur bei dünnem Unterhautfettgewebe! Bevor Sie die Spritze wieder rausziehen, warten Sie einige Sekunden und lassen dann die Hautfalte los. So kann vermieden werden, dass Insulin aus dem Stichkanal zurückläuft. Die Insulinspritzen sind zwar für den einmaligen Gebrauch vorgesehen, Sie können sie aber auch mehrfach verwenden, wenn z. B. im Urlaub der Vorrat nicht mehr ausreicht. Nach etwa dem fünften Gebrauch wird das Stechen allerdings zunehmend schwieriger. Die Kanülen sind so dünn, dass sie sich durch das Durchstechen durch die Haut zurückbiegen und kleine Widerhaken bilden, die beim Herausziehen schmerzen. Wichtig ist auch eine korrekte Entsorgung der Spritze. Kappe wieder draufsetzen, aber Vorsicht, dass Sie sich dabei nicht stechen!

Jedes Kind hat seine eigene Spritze, auch im Ferienlager keine gebrauchte Spritze oder benutzten Pens weitergeben lassen!

Spritzen mit dem »Pen«

Das Insulin mit einem »Pen« zu spritzen, ist einfacher. Diese modernen Injektionshilfen gibt es bei uns seit mehr als 15 Jahren. Wie ein Füller in der Schule, von dem sich ja auch das englische Wort Pen ableitet, besteht ein solches Gerät aus nur wenigen Einzelteilen. Es gibt mittlerweile ein Dutzend verschiedener Pens auf dem Markt. Ihr Diabetes-Team wird Sie bei der Auswahl beraten und in den Gebrauch gründlich eingewiesen haben.

Allen Pens gemeinsam ist, dass Sie zuerst Ihren Pen auseinander schrauben und dann die für das jeweilige Gerät passende Insulin-Patrone einlegen müssen. Das Gestänge, das den Gummistopfen am Ende der Patrone vorwärts treibt, muss dazu so zurückgedreht oder geschoben werden, dass das Gerät wieder zusammengedreht werden kann. Damit das Insulin gespritzt werden kann, müssen Sie jetzt nur noch die Pen-Kanülen aus den Kappen, die wie kleine »Hütchen« aussehen, herausholen. Die Papier-

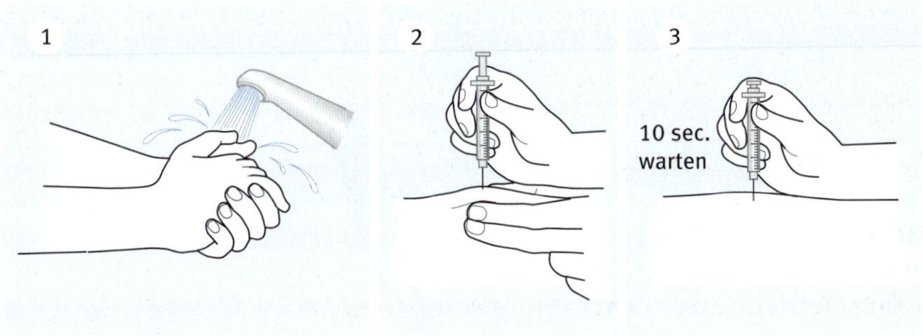

»Insulin richtig spritzen«.
1. Hände waschen.
2. Hautfalte greifen und Spritze senkrecht mit ganzer Länge durch die Haut stechen.
3. Kolben ganz runterdrücken, 10 sec. warten. Dann die Hautfalte loslassen und die Spritze wieder aus der Haut ziehen.

oder Alumembran wird abgezogen und der Inhalt dieses »Hütchens« auf das Gewinde am Ende des Pens aufgeschraubt. Wenn Sie die Schutzkappe von der Nadel ziehen, ist das Gerät einsatzbereit. Sie stellen am Dosierknopf die gewünschte Zahl der Einheiten ein, bilden die Hautfalte und können dann mit dem Pen ins Unterhautfettgewebe stechen. Hierzu muss der Pen senkrecht zur Hautfalte gehalten werden. Ein Druck auf den Knopf oder den manchmal seitlich angebrachten Auslöser, und das gesamte Insulin wird in einem Strahl abgegeben. Jeder Pen besitzt eine Sichtanzeige der Insulindosis. Es gibt verschiedene Längen für die Kanülen der jeweiligen Pen-Firmen, sie sind so dünn, dass wie bei der Spritze der Einstich kaum gespürt wird. Die Pen-Kanülen sind wie die Spritzen für den einmaligen Gebrauch bestimmt. Viele Jugendliche wechseln aber die Pen-Kanüle nur einmal am Tag, ohne dass sich hieraus Probleme entwickelt haben. Das Verabreichen des Insulins geht mit einem Pen viel schneller und einfacher als mit den herkömmlichen Spritzen und wird deshalb mehr und mehr zum Standardverfahren der Insulinverabreichung.

Denken Sie bitte daran: Wenn Sie Verzögerungsinsulin im Pen benutzen, sollten Sie den Pen vorsichtig 20-mal hin und her schwenken, damit das Verzögerungsinsulin in der Patrone gut durchgemischt ist.

Inzwischen gibt es einige Weiterentwicklungen, die nicht mehr wie ein Pen aussehen, sondern wie ein Sturmfeuerzeug. Dieses wird einfach aus-

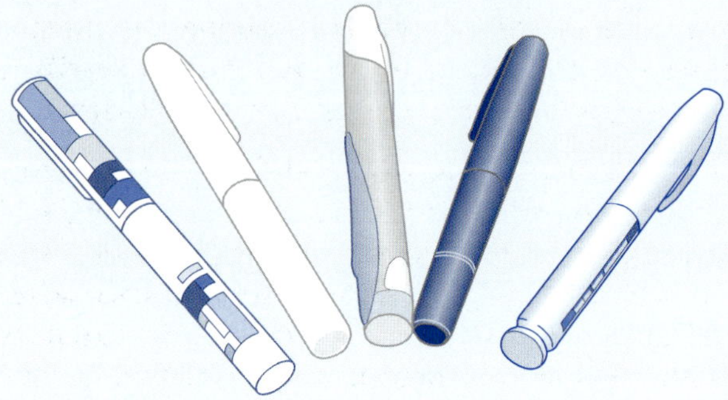

Verschiedene Pen-Modelle

einander gezogen, eine Plastikhülse hochgeklappt und eine neue Pen-Patrone eingelegt. Die Dosis wird vorgewählt und kann anschließend durch einen leichten Druck des Daumens abgegeben werden. Eine Digitalanzeige informiert darüber, wann die ganze Insulindosis abgegeben ist. Der Apparat merkt sich auch die letzte Dosis, die injiziert wurde. Eine andere Weiterentwicklung hat die Gestalt einer Eieruhr. Da das Insulin aber in 2-Einheiten-Schritten verabreicht wird, ist es bei Kindern und Jugendlichen wenig geeignet. Das Neueste auf dem Markt sind ein Insulinabgabegerät im Sturmfeuerzeug-Format und ein Extra-Blutzucker-Messgerät sozusagen im Huckepack-Verfahren. Dadurch passen sämtliche Utensilien für das Blutzucker-Messen und Insulin-Injizieren in die Hosentasche!

Alle kleinen Blutzucker-Messgeräte zeigen zwar mit ihrer digitalen Anzeige ein klares Ergebnis an, die Hersteller garantieren aber nur eine Messgenauigkeit der Werte mit einer Abweichung von 15% nach oben wie unten.

Zum Schluss noch ein kleiner Tipp: Vergewissern Sie sich jedes Mal vor dem Injizieren, ob Ihr Pen überhaupt funktionstüchtig ist, indem Sie 1 oder 2 Einheiten Insulin in die »Luft« spritzen. Dies hilft gleichzeitig, evtl. vorhandene Luftblasen in der Pen-Patrone zu entfernen.

Warum braucht man überhaupt noch Spritzen?

Wenn Ihr Kind morgens und abends jeweils Normal- und Verzögerungsinsulin erhält, so können Sie die beiden Insuline zusammen in einer Spritze aufziehen. Gebrauchen Sie einen Pen, müssen Sie für jede Sorte einen Pen nehmen! Das heißt, Sie müssen zweimal pieksen.

Kinder reagieren, wie wir vorher beschrieben haben, stark mit ihrem Blutzucker auf bereits eine Einheit Insulin mehr oder weniger. Sie sollten sich deshalb prinzipiell auch im Teenageralter für einen Pen entscheiden, bei dem das Insulin mit 1-Einheit-Schritten dosiert werden kann. Pens mit Abstufungen der Dosis in Halbe-Einheiten-Schritten sind vor allem für Sie als Eltern eine Erleichterung, wenn Ihr Kind recht jung und zart ist oder wenn Sie zwischendurch z. B. vor dem Mittagessen etwas Insulin verabreichen müssen. Auch an dieser Stelle möchten wir an das Schwenken des Pens erinnern, damit das Verzögerungsinsulin in der Patrone gut durchgemischt ist. Beim Normal-Insulin oder Insulinanalog brauchen Sie den Pen nicht schwenken.

Spritz-Ess-Abstand

Bei einem Blutzucker (BZ) unter 60 mg% empfehlen wir Ihnen: Spritzen Sie sofort und lassen Sie Ihr Kind nicht mit dem Essen warten! Noch sicherer ist es, vor dem Spritzen etwas Saft zu geben. Vor allem wenn die Mahlzeit fettreich ist wie eine Pizza, lassen Sie Ihr Kind erst nach dem Essen spritzen.

Bei einem BZ-Wert von 60–80 mg% kommen Sie mit einem Spritz-Ess-Abstand von nur 5–10 min gut klar.

Liegt der BZ in einem Bereich von 80–100 mg%, reichen 15 min Wartezeit vor dem Essen.

Bei einem BZ >100 mg% können Sie die üblichen 20–30 min Spritz-Ess-Abstand einhalten. Bei extrem erhöhten Blutzuckerwerten musste früher noch länger gewartet werden, heutzutage werden Sie Ihrem Kind raten, sich etwas »Turbo-Insulin« zusätzlich zu verabreichen.

Wechsel der Injektionsstellen

Gespritzt wird Insulin am besten am Bauch, Oberschenkel, Oberarm und Gesäß. Die Stellen für die Injektionen des Insulins sollten regelmäßig gewechselt werden.

Wenn Insulin immer an den gleichen Ort gespritzt wird, bilden sich Stellen heraus, die wie Beulen aussehen. Das Gewebe in diesen Bezirken ist verhärtet und geschwollen, weswegen es dort beim nächsten Einstich weniger schmerzt. Kinder neigen deshalb dazu, immer wieder in bereits verhärtete Stellen zu spritzen oder Sie beim Injizieren in die entspre-

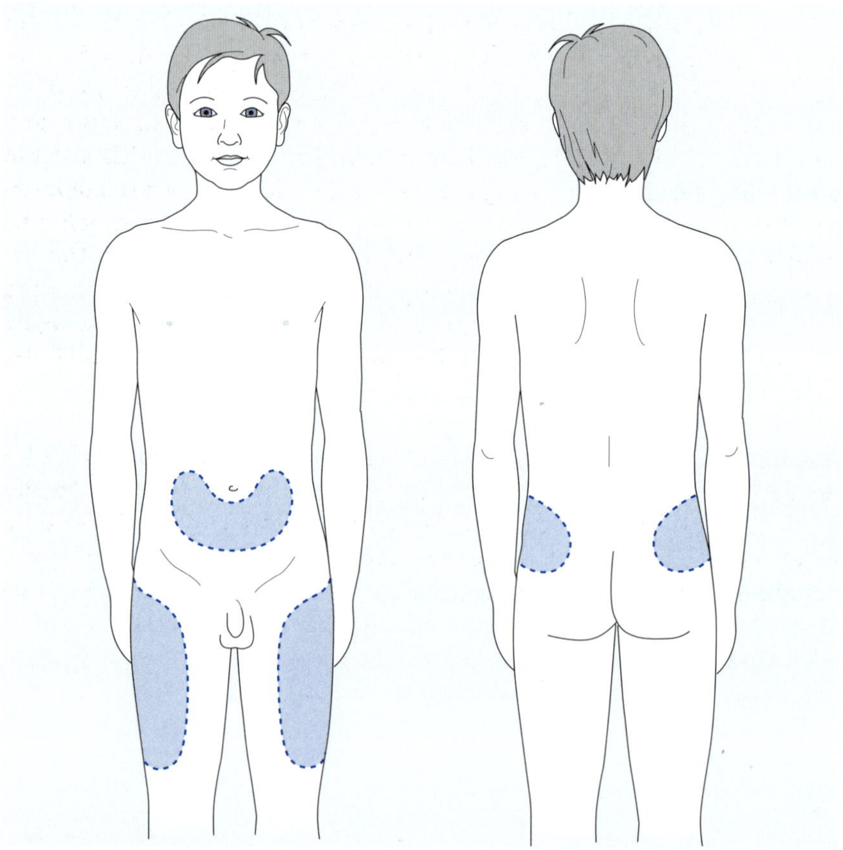

Bevorzugte Einstichstellen

chende Richtung zu »dirigieren«. Da aber die Freisetzung des Insulins aus den betroffenen Injektionsorten verändert ist, können die Blutzuckerwerte dann enorm schwanken. Dies lässt sich vermeiden, indem die Kinder von Anfang an lernen, die Injektionsstellen konsequent abzuwechseln.

Dazu gibt es ein paar Tipps: An geraden Kalendertagen lernen bei uns die Kinder, in das Unterhautfettgewebe des rechten Oberschenkels oder Oberarmes zu spritzen. An ungeraden Tagen injizieren sie in die Injektionsstellen der linken Seite.

Am Oberschenkel hält Ihr Kind jeweils etwa 4 Finger breit Abstand von der Leiste und vom Knie.

Wichtig ist auch, die Injektionsstellen »etagenweise« zu wechseln. Ein paar Tage am Oberschenkel, dann einige Zeit am Oberarm. Am Oberarm ist die Fettschicht meist sehr dünn. Spritzen Sie deshalb hinten am Oberarm und nicht so sehr seitlich. Durch Abstützen an einer Tischkante können ältere Kinder und Jugendliche es übrigens schaffen, sich dorthin selbst zu spritzen. Aber Vorsicht, es sei noch einmal vor einer Injektion am Oberarm ohne Hautfaltenbildung gewarnt! Sonst gibt es durch eine versehentliche Injektion in den Muskel eine unangenehme Überraschung, wenn es unerwartet zu einer schweren Hypoglykämie kommt. Schließlich stehen aber auch noch Hüfte, Gesäß und Bauch für die Injektion zur Verfügung. Am Bauch halten Sie 2 Finger breit vom Nabel, der Leiste und dem Rippenbogen Abstand.

Abschließend noch ein wichtiger Hinweis: Durch Injektion in »schnellere« und »langsamere« Stellen, auf die wir im Abschnitt Normalinsulin schon hingewiesen haben, kann die Wirkung des Insulins ganz wesentlich beeinflusst werden. Wechseln Sie die Injektionsstellen deshalb möglichst gezielt und nicht zufällig.

Ab welchem Alter spritzen Kinder selbst?

Diese Frage wird für jedes Kind persönlich zu beantworten sein. Haben Sie Geduld und führen Sie Ihr Kind langsam an diesen Schritt hin. Wir raten Ihnen, lassen Sie sich zunächst helfen, die Hautfalte zu bilden. Der nächste Schritt wird sein, den Stempel der Spritze runterzudrücken. Die Spritze durch die Haut zu stechen, ist dann wieder die nächste Stufe. Diese erfordert am meisten Überwindung. Meist können Kinder im Alter von 6 Jahren diese Schritte bewältigen. Das Aufziehen der Spritze stellt mehr Anforderungen an die Feinmotorik, weswegen die Kinder dies in der Regel erst ab einem Alter von 8 Jahren schaffen. Einen Pen zu bedienen kann mit der kleinen Hand schwierig sein. Die Kinder schaffen es bei einem etwas größeren Gerät sozusagen kaum, den Pen »schussbereit« mit dem Daumen auf dem Dosierknopf mit der Kanüle in das Unterhautfettgewebe zu stechen. Sie fassen das Gerät stattdessen mehr in der Mitte und müssen sich dann zum Dosierknopf »hochhangeln«, wobei der Pen wackelt und der Einstichort schmerzt. Sich in den »Bauch« zu stechen, fällt Kindern dieser Altersgruppe noch sehr schwer.

Erzwingen Sie das selbstständige Spritzen nicht! Ihr Kind muss von sich aus bereit sein, sich selbst zu spritzen.

Im anschließenden psychologischen Abschnitt über das Spritzen können Sie nachlesen, wie Sie bei entsprechenden Schwierigkeiten reagieren. Das selbstständige Spritzen lernen die Kinder meist am schnellsten bei einer Gruppenschulung. Sie sehen dann auf der Station oder auch im Ferienlager andere Kinder, die bereits ihre Hemmungen abgelegt haben. Beherrschen sie erst einmal die Technik, werden sie im Alter von etwa 12 Jahren auch die Dosis selbst festlegen können.

Die Angst vor der Insulinspritze

Fragt man Eltern und Kinder nach den unangenehmen Seiten des Diabetes, so steht die Insulinspritze häufig an erster Stelle. Vor allem zu Beginn der Behandlung kostet es viel Überwindung, das eigene Kind zu spritzen. Den Kindern fällt es ebenfalls schwer, ihre Hemmung und Angst vor der Spritze zu verlieren. Manchmal können beim Spritzen ernsthafte Probleme auftreten: Viele Kinder haben keine Lust, ihre Spritzstellen regelmäßig zu wechseln; sie spritzen immer in die gleichen, dicken »Spritzbeulen«; es gibt Kinder, die sich vor dem Spritzen ängstigen und solche, die sich stark dagegen wehren. In diesem Kapitel wollen wir zeigen, wie diese unterschiedlichen Probleme entstehen und welche Lösungsmöglichkeiten es dafür gibt.

Was Sie über Angst wissen sollten

Bevor wir auf die einzelnen Probleme beim Spritzen eingehen, wollen wir uns kurz damit beschäftigen, wie Angst entsteht und wie Kinder damit umgehen. Wenn wir überhaupt keine Angst empfinden könnten, würden wir gefährlichen Situationen nicht aus dem Weg gehen und uns vielen Gefahren aussetzen. Menschen mit zu wenig Angst sind nicht immer mutig. Sie sind häufig nicht in der Lage, die Gefährlichkeit einer Situation realistisch einzuschätzen. Angst hat also eine durchaus nützliche Eigenschaft, indem sie uns vor Gefahren warnt. Wenn die Angst allerdings zu groß ist, kann sie im Alltag hinderlich sein.

Um festzustellen, wann die Angst unangemessen ist, sind zwei Fragen zu beantworten:

1. Wer oder was löst die Angst aus?
2. Wie stark ist die Angstreaktion und wie lange hält sie an?

Was macht Kindern Angst?

Bei Kindern sind Ängste ein Teil ihrer normalen Entwicklung. Aus psychologischen Untersuchungen wissen wir, was bei Kindern zwischen 5 und 12 Jahren am meisten Angst auslöst:

1. Übernatürliche Ereignisse und Dinge (Geister, Hexen, Spukschlösser)
2. Dunkelheit und unbekannte Orte (Waldrand, fremdes Wartezimmer)
3. Von fremden Gestalten oder wilden Tieren angegriffen zu werden
4. Wunden, Operationen, Schmerzen und ärztliche Instrumente

Die Angst der Kinder vor einer Spritze, ist eine normale und natürliche Reaktion. Auch bei Erwachsenen ist die »Spritzenangst« eine bekannte Erscheinung, nur dass wir uns eher beherrschen und die Angst besser verbergen können als Kinder. Da die Insulinspritze bis heute ein unersetzbarer Teil der Diabetesbehandlung ist, müssen wir dem Kind die Angst davor nehmen. Damit helfen wir nicht nur dem Kind, sondern auch der restlichen Familie, die ebenfalls oft unter den Spritzproblemen mitzuleiden hat.

Angst wird häufig erlernt

Eine Spritze ist ein Gegenstand, der bei Menschen leicht Angst oder starkes Unbehagen auslösen kann. Damit besitzen Spritzen die Eigenschaft, »Angst machen zu können«. Es gibt Dinge, die viel, und solche, die wenig Angst verbreiten können. So gibt es z. B. die weit verbreitete »Spinnenangst«. Dagegen ist eine »Schmetterlingsangst« äußerst selten. Ebenso leiden viele Menschen unter einer »Höhenangst«, aber es gibt kaum jemanden mit einer »Wiesenangst«.

Die Angst entsteht oft vor der ersten »Diabetes-Spritze«. Wenn ein Gegenstand, der ohnehin eine gewisse Angst auslösen kann, tatsächlich bedrohlich wird, lernt ihn der Mensch besonders zu fürchten. Wenn Ihr Kind bereits vor dem Diabetes schmerzhafte Bekanntschaft mit einer Spritze gemacht hat, wird diese Erfahrung durch die Insulinspritze wieder hervorgerufen. Häufig braucht es nicht einmal eigene Erfahrungen dazu. Wenn etwa Ihr Kind im Fernsehen oder woanders beobachtet hat, dass jemand beim Spritzen ängstlich reagierte, wird diese fremde Erfahrung übernommen. Ihr Kind hat damit eine Angstreaktion erlernt. Die Spritzenangst des Kindes ist häufig ein solches, bereits vor dem Diabetes gelerntes Vermeidungsverhalten. Das Ergebnis ist etwas sehr Menschliches:

Wir versuchen, Dingen oder Ereignissen aus dem Weg zu gehen, die uns früher Angst oder Schmerz zugefügt haben oder von denen wir glauben, dass sie es tun könnten.

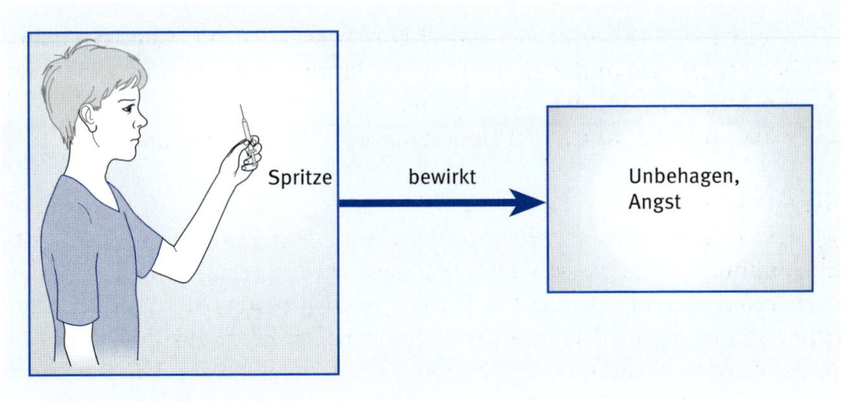

Ursache der Spritzenangst

Manchmal reicht die erste Spritze, um die Angst auszulösen. Wenn der Diabetes entdeckt wird, kommt es im Krankenhaus zu den ersten Insulinspritzen. Dabei ist Ihr Kind sowohl körperlich als auch seelisch stark belastet. Die fremde Atmosphäre und die Bedrohung durch eine noch nicht einschätzbare Krankheit tragen zur Verunsicherung bei. Dadurch steigt die Bereitschaft zu Angst und zu Panikreaktionen stark an. In dieser Situation wirkt die ohnehin schon Angst machende Spritze noch stärker auf Ihr Kind ein.

Eine Spritzenangst muss nicht immer zu Beginn der Insulinbehandlung auftreten. Oft zeigen sich solche Angstreaktionen erst im Verlauf des Diabetes. Manchmal reicht eine etwas ungeschickt gegebene Spritze aus, um beim Kind für Wochen eine Abwehrhaltung gegen das Spritzen hervorzurufen. Es gibt aber auch Spritzenängste, die plötzlich und scheinbar ohne besonderen Grund auftreten. Oft führt auch das Wechseln der Spritzstellen zu Angst- und Schmerzreaktion. Dies ist meistens der Fall, wenn Ihr Kind immer nur in die gleiche Stelle spritzt. Es kommt zu einer gewissen Unempfindlichkeit an dieser Stelle. Wenn Ihr Kind dann die Spritzstelle wechseln soll, erscheint die neue Stelle im Vergleich zur alten als viel schmerzhafter. Aus diesem Grund sollte man möglichst von Beginn an auf einen stetigen Wechsel der Spritzstellen achten. Manchmal reagieren Kinder abweisend auf die Spritze, wenn es ihnen insgesamt nicht gut geht. Bei Problemen in der Schule oder wenn sie sich krank oder überfordert fühlen, sinkt ihre Belastbarkeit, und sie werden gegenüber dem Spritzen empfindlicher.

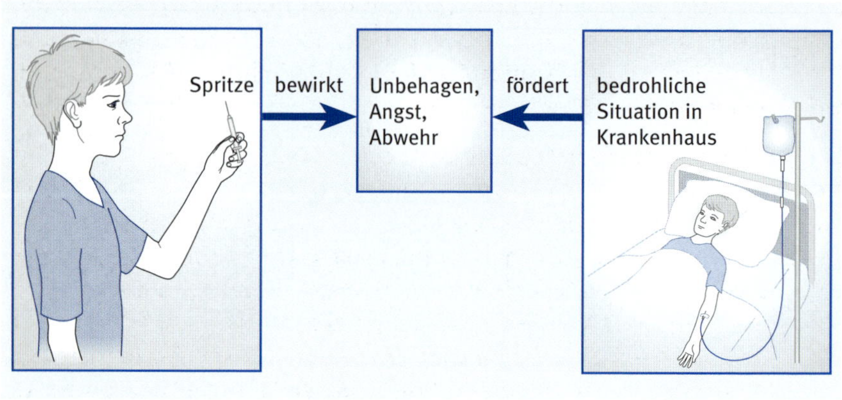

Situationsabhängigkeit der Spritzenangst

Bevor Sie Ihrem Kind über eine bestehende Spritzenangst hinweghelfen, sollten Sie das Problem mit dem Diabetes-Team ansprechen. Dabei werden die Spritzstellen angeschaut und Sie können mit der Diabetesberaterin Ihre eigene Spritztechnik überprüfen. Es ist auch nützlich, in der Familie über mögliche Ursachen der Spritzprobleme nachzudenken.

Auch Angst kann verlernt werden

Es gibt zwei hauptsächliche Möglichkeiten, etwas zu verlernen:

1. indem man vergisst,
2. indem man etwas Neues dazulernt.

Beide Möglichkeiten können wir nutzen, um bestehende Spritzängste abzubauen.

Die folgenden fünf Punkte dienen als Leitfaden für die Einleitung der Insulinspritze bei ängstlichen Kindern. Je nach Alter können die Methoden unterschiedlich eingesetzt werden. Wichtig ist eine gründliche Vorbereitung Ihres Kindes auf die Insulinspritze.

Beruhigen Sie Ihr Kind rechtzeitig. Etwa 15–30 Minuten vor der Spritzzeit sollte Ihr Kind nicht mehr übermäßig körperlich und emotional aufgedreht sein. Wildes Herumtoben, Streitereien mit Geschwistern und andere Tätigkeiten, die zu Aufregung führen, sind zu vermeiden. Durch dieses Zur-Ruhe-kommen sorgen Sie dafür, dass die Aufregung nicht von einer Situation auf die andere übertragen wird. Beispielsweise kann der

Streit um ein Spielzeug vor dem Spritzen dazu führen, dass diese Aufregung sich später bei der Insulin-Spritze entlädt. Vorteilhaft ist es, wenn Ihr Kind sich eine halbe Stunde vor dem Spritzen mit ruhigeren Dingen wie Puzzlelegen oder Malen beschäftigt.

Locken Sie Ihr Kind rechtzeitig aus seiner Beschäftigung. Häufig entstehen Aufregung und Streit, wenn Ihr Kind wegen der Insulinspritze interessante Tätigkeiten oder Spiele plötzlich unterbrechen muss. Die Abwehrhaltung gegen die Spritze kann in diesem Fall durch den Frust über die Unterbrechung noch stärker werden. Es ist nützlich, das Kind rechtzeitig aus interessanten Betätigungen herauszulösen. Die Spritze soll nicht als der »Feind« gesehen werden, der einen am Spielen hindert und dazu noch Angst macht. Wenn Ihr Kind frühzeitig auf die Unterbrechung vorbereitet wird, ist es gegenüber Erklärungen aufgeschlossener. Wenn es geht, sollten Sie Ihrem Kind immer klarmachen, dass es seine Beschäftigung nach dem Spritzen wieder fortsetzen kann.

Gewöhnen Sie Ihr Kind an den Ablauf des Spritzens. Viele Ereignisse verlieren ihre Bedrohlichkeit, wenn wir im Umgang mit ihnen einen bestimmten Ablauf festlegen. Kinder mögen solche »Rituale« besonders gern. Dazu zählen Gute-Nacht-Geschichten genauso wie das »Pusten« der Mutter auf eine kleine Wunde als Schmerzlinderung. Blutzuckertesten und das Spritzen sollten möglichst immer am gleichen Ort stattfinden. Als Behälter für Spritzen, Tupfer und andere benötigte Dinge kann man bunte Täschchen oder lustige Schachteln benutzen. Auch das Spritzen kann durch immer gleiche Handlungen von seiner Bedrohlichkeit befreit werden. Die Rituale helfen Ihrem Kind, den Ablauf der Situation vorauszusehen. Außerdem entsteht so das Gefühl, die einzelnen Schritte »kontrollieren« oder beeinflussen zu können.

Bewegen Sie Ihr Kind zu Abmachungen. Vor dem Insulinspritzen können Sie mit Ihrem Kind bestimmte Abmachungen treffen. Dazu zählt die Zusicherung, dass Spiele oder Tätigkeiten, die durch das Spritzen unterbrochen wurden, weitergeführt werden dürfen. Angstlösend wirken sich auch kleine Abmachungen zum Ablauf des Spritzens aus. Beispielsweise darf Ihr Kind – je nach Alter – mithelfen oder einige der Vorbereitungen übernehmen. Kleine Belohnungen für eine gelungene Insulinspritze helfen Ihrem Kind, sich auf etwas zu freuen, und verdrängen die aufsteigende Angst. Abmachungen sollten rechtzeitig vor dem Spritzen getroffen werden. Denn wenn die Gefühle ausbrechen, lässt sich nicht mehr viel verhandeln.

Entspannen Sie Ihr Kind beim Spritzen. Wenn Ihr Kind über längere Zeit die Spritze verweigert oder sich dagegen wehrt, wühlt das auch Ihre Gefühle auf. Häufig haben Sie Mitleid mit Ihrem Kind und möchten ihm helfen. Gelegentlich mag Sie aber auch die Wut packen, denn Sie wollen sich nicht wie eine Mutter oder ein Vater fühlen, die oder der das eigene Kind quält. Gleichzeitig wissen Sie, dass es ohne Insulin nicht geht. Oft schwanken Sie daher zwischen Mitgefühl und schlechtem Gewissen und würden es am liebsten haben, wenn Sie nicht mehr spritzen müssten. Diese Empfindungen sind allesamt berechtigt und Sie teilen sie mit vielen anderen Eltern. Allerdings hilft es Ihnen und Ihrem Kind, wenn Sie sich in bestimmten Situationen – wie beim Spritzen – von diesen Gedanken freimachen.

Folgende Informationen könnten Ihnen dabei helfen: Die meisten Spritzängste bei Kindern entstehen nicht, weil das Spritzen selbst so weh tut. Sie kommen durch die Einbildung und die Angstbereitschaft des Kindes zustande (siehe erlernte Angst). Kinder haben schon früh gelernt, dass Spritzen weh tun. Schmerzen sind subjektiv. Sie können nicht wie die Raumtemperatur oder der Blutdruck mit Zahlen ausgedrückt werden. Daher kann eine Schmerzempfindung durch psychische Einflüsse verstärkt oder gemindert werden. Um einen eigenen Eindruck zu bekommen, raten wir Ihnen, immer wieder selber den Grad der Schmerzempfindung beim Spritzen bei sich selbst zu überprüfen und so auch Ihre eigenen Ängste vor der Spritze abzubauen. Dazu stechen Sie sich selbst am besten von Zeit zu Zeit mit einer leeren Insulinspritze oder lassen sich von jemandem eine Spritze (natürlich ohne Insulin) geben. Vielleicht ist auch bei Ihnen selbst die Angst vor der Spritze sehr groß. In diesem Fall hilft es, die eigene Angst bewusst abzubauen. Wie Sie diese Angst bei sich erkennen und einschätzen und was Sie dagegen unternehmen können, haben wir für Sie auf einem gesonderten Blatt zusammengestellt (s. Tipp: Spritzenangst bei sich erkennen).

Wenn Sie selbst eine entspannte Situation schaffen und möglichst ruhig und ohne Angst mit der Spritze umgehen können, wird auch Ihr Kind im Laufe der Zeit dieses Verhalten von Ihnen übernehmen.

Ein geringer Teil der Spritzängste entsteht jedoch tatsächlich aufgrund der Insulinspritze. Daher sollte jede Spritzenangst zunächst vom Kinderarzt und vom Kinderpsychologen abgeklärt werden. Durch fehlerhafte Spritztechnik, durch Überempfindlichkeit bestimmter Hautstellen und durch eine besonders schmerzempfindliche Veranlagung können bei ei-

Tipp

Spritzenangst bei sich erkennen

Die übermäßige Angst vor Injektionen, Nadeln und Blutentnahmen kommt in der Bevölkerung häufiger vor, als man allgemein annimmt. Es ist ja nicht so schwer, mit einer Spritzenangst zu leben, wenn man sehr selten oder fast nie mit solch einer Behandlung konfrontiert wird. Anders ist der Fall beim täglichen Umgang mit Nadel und Spritze, wie es nun einmal die Diabetesbehandlung erfordert. Manchmal ist einem das Ausmaß dieser Angst gar nicht vollständig bewusst. Mit Hilfe des Fragebogens »Wie geht's mir mit Nadel und Spritze« können Sie den Grad Ihrer Ängstlichkeit überprüfen und einschätzen. Nehmen Sie sich Zeit und beantworten Sie jede Frage so, wie Sie empfinden und wie es für Sie persönlich zutrifft. Wenn Sie die Punkte aus Ihren Antworten zusammenzählen, sehen Sie, in welchem Ausmaß bzw. ob Sie überhaupt zur Nadel- oder Spritzenangst neigen. Bei Punktwerten unter 28 haben Sie das gewöhnliche Unbehagen beim Spritzen. Hier kann nicht von einer ausgeprägten Angst gesprochen werden. Noch weniger Angst besteht bei Punkten unter 20. Vielmehr zeigt sich hier eine normale Reaktion auf eine unangenehme Prozedur. Wenn Sie über 28 Punkte liegen, ist es ratsam, dass Sie sich Zeit nehmen, um die Spritze in aller Ruhe kennen zu lernen. Sie werden erkennen, dass die Nadel der Insulinspritze oder des Pens sehr fein geschliffen ist und keine bedrohliche Länge hat. Sie soll ja nur das Fettpolster unter der Haut erreichen. Sie können durch so genannte »Trockenübungen« wie etwa das Einstechen der Nadel in eine Zitrone nicht nur Ihre Spritztechnik verbessern, sondern auch die Spritzenangst bekämpfen. Durch den Umgang mit der Spritze in einer ruhigen Atmosphäre erleben Sie, dass es möglich ist, mit weniger Angst an die Nadel zu denken und mit der Injektion umzugehen. Diesen Vorgang nennt man Desensibilisierung, und bei leichtgradiger Ängstlichkeit kann durch eigene, selbstständige Übungen eine schrittweise Annäherung an das unbehagliche Objekt geschehen.

Wenn Ihre Punkzahl 36 und mehr beträgt, können Sie sich zwar meist beherrschen, es kostet Sie aber viel Kraft und Überwindung, eine Spritze oder eine Blutentnahme nach außen hin relativ ruhig durchzustehen. Hier hilft eine aktive Auseinandersetzung mit der Spritzenangst, indem Sie mit Ihrem Partner bzw. Ihrer Partnerin darüber sprechen und vor allem das Problem auf keinen Fall bagatellisieren. Gemeinsame Übungen mit der Spritze können dazu verhelfen, dass die innere Angst bei der Injektion des Kindes nicht störend auftritt. Auch ein Gespräch mit der Diabetesberaterin Ihrer Klinik kann helfen, da vor allem diese Berufsgruppe fundierte Erfahrungen im Umgang sowohl mit der Injektion als auch mit Injektionshemmungen (bei Kindern und Eltern!) hat. Nehmen Sie sich Zeit für dieses Anliegen, denn Sie und Ihr Kind profitieren davon.

Sollten Sie im Fragebogen über 45 Punkte kommen, haben Sie eine deutliche Injektionsangst. Das heißt nicht, dass Sie nicht in der Lage wären, Ihrem Kind das Insulin zu spritzen. Eigene Spritzenangst muss nicht immer zu einer allgemeinen Hemmung im Umgang mit Nadel und Spritze führen. Es gibt z.B. Ärzte mit Spritzenangst, was sie aber nicht davon abhält, Patienten zu behandeln! Trotzdem kann man durch die Minderung der Angst die eigene Kompetenz beim Spritzen erhöhen. Das stärkt dann auch das Sicherheitsgefühl des Kindes. Ziel ist, dass die Kinder nicht durch Spritzängste der Eltern für solche Gefühlsreaktionen sensibilisiert werden. Daher wäre es ratsam, bei hohen Punktwerten (über 45 und 50) mittelfristig eine psychologische Beratung in Anspruch zu nehmen. Untersuchungen hierzu haben gezeigt, dass eine verhaltenstherapeutische Angstbehandlung relativ schnell zum Erfolg oder zu einer deutlichen Besserung führt.

Tipp

»Wie geht's mir mit Nadel und Spritze«	
4 = stimmt meistens; 3 = stimmt oft; 2 = stimmt ab und zu; 1 = stimmt nicht	
Kaum etwas ist so unangenehm wie eine Spritze	☐ 4 ☐ 3 ☐ 2 ☐ 1
Schon die Nadel zu sehen ist erschreckend	☐ 4 ☐ 3 ☐ 2 ☐ 1
Ich werde ängstlicher, je mehr die Spritze meinem Körper näher kommt	☐ 4 ☐ 3 ☐ 2 ☐ 1
Ich weiß nicht, warum Spritzen mir so viel Angst einjagen, es ist einfach so	☐ 4 ☐ 3 ☐ 2 ☐ 1
Allein der Gedanke, dass die Nadel in meinen Körper einsticht, ist schwer zu erstragen	☐ 4 ☐ 3 ☐ 2 ☐ 1
Ich befürchte, die Nadel könnte nicht sauber sein und eine Entzündung bewirken	☐ 4 ☐ 3 ☐ 2 ☐ 1
Ich befürchte, dass die Nadel einen schmerzhaften Nerv treffen könnte	☐ 4 ☐ 3 ☐ 2 ☐ 1
Das Schlimmste ist, wenn ich fühle, dass die Nadel durch die Haut sticht	☐ 4 ☐ 3 ☐ 2 ☐ 1
Die Injektion könnte dazu führen, dass ich blute	☐ 4 ☐ 3 ☐ 2 ☐ 1
Wenn die Spritze wegrutscht, könnte sie mich verletzen	☐ 4 ☐ 3 ☐ 2 ☐ 1
Wenn ich medizinische Instrumente mit Nadeln sehe, fühle ich mich beklommen	☐ 4 ☐ 3 ☐ 2 ☐ 1
Zu sehen, wie jemand eine Spritze bekommt, macht mich nervös	☐ 4 ☐ 3 ☐ 2 ☐ 1
Wenn mir Blut abgenommen wird, kann ich nicht hinschauen	☐ 4 ☐ 3 ☐ 2 ☐ 1
Ich muss mich richtig dazu zwingen, eine Spritze auszuhalten	☐ 4 ☐ 3 ☐ 2 ☐ 1
Mir ist schon bei einer Blutentnahme oder einer Spritze schlecht geworden	☐ 4 ☐ 3 ☐ 2 ☐ 1
addierte Punkte =	

nem kleinen Teil der Kinder wirkliche Spritzschmerzen auftreten. Einen wichtigen Hinweis liefert das Verhalten Ihres Kindes nach dem Spritzen: Je schneller sich Ihr Kind danach beruhigt, umso eher handelt es sich um eine gelernte Angstreaktion, die mit den hier beschriebenen Vorgehensweisen gemildert werden kann. Für die meisten Kinder wird dies eine Zeitspanne von 5–30 min sein.

Wegsehen oder Hinsehen?

Sie kennen wahrscheinlich die Situation von sich selbst oder von Ihrem Kind. Wenn beim Arzt Blut abgenommen wird, dann schauen manche zu. Andere drehen den Kopf weg, damit sie ja nichts sehen. Dabei handelt es sich um zwei typische Verhaltensweisen, mit denen Menschen bedrohliche oder unangenehme Situationen überwinden. Die »Weggucker« schützen sich, indem sie auf den unangenehmen Anblick verzichten. Die »Hingucker« dagegen müssen das Geschehen genau beobachten, um ihre Angst zu senken. Sie sollten deshalb wissen, zu welchem »Gucker-Typ« Ihr Kind eher neigt, bevor Sie die Spritzenangst angehen.

Weggucken und Ablenkung

Manchen Kindern hilft es, ihre Angst zu senken, wenn sie bei der Insulinspritze nicht zusehen müssen. Das kann man unterstützen, indem Sie beim Spritzen oder sogar schon bei den Vorbereitungen das Kind bewusst vom bedrohlichen Anblick ablenken. Ein interessantes Bild in Sichtweite, ein Spielzeug, eine Hörspielkassette und selbst ein Film kann die angespannte Aufmerksamkeit des Kindes fesseln. Durch die Ablenkung von der anscheinend bedrohlichen Insulinspritze »vergisst« Ihr Kind, ängstlich zu reagieren, und lernt so, sich normal zu verhalten.

Sie können sogar die unangenehme Situation des Spritzens durch einen angenehmen Anblick beseitigen oder auflösen. Wenn etwa ein begehrtes Spielzeug oder eine zuckerfreie Süßigkeit Ihrem Kind angeboten wird, wird es dadurch nicht nur abgelenkt. Vielmehr treten die angenehmen Eindrücke in Konkurrenz zu den unangenehmen. Jede einzelne Spritze, bei der keine oder weniger Angstreaktionen gezeigt werden, hilft dabei, die Spritzenangst langfristig abzubauen.

Hingucken und Mitmachen

Es gibt Kinder, die sich wohler fühlen, wenn sie bei der Spritze hinschauen können. Oft wird auch aus einem »Weggucker« mit der Zeit ein »Hingucker«. Das zeigt sich bei vielen Kindern, indem sie sich nicht mehr in die Pobacken spritzen lassen. Sie wollen sehen, was passiert. Zuschauende Kinder können je nach Alter auch in die Gabe der Spritze mit einbezogen werden. Um die Spritzenangst zu senken, kann Ihr Kind vor der Spritze Folgendes tun:

Lassen Sie Ihr Kind die Spritzstellen massieren. Nachdem die Spritzstelle ausgewählt ist, kann Ihr Kind die Stelle durch kreisförmige, reibende Bewegungen massieren und damit auf die Spritze »vorbereiten«. Dadurch ist die Spritzstelle besser durchblutet, und nach der mechanischen Reizung wird das Einstechen nicht mehr so deutlich empfunden. Zum gleichen Zweck kann Ihr Kind auch ermuntert werden, unmittelbar vor dem Spritzen, die Hautfalte kurz zusammenzukneifen. Das Zwicken bewirkt einen kleinen Schmerz, der das folgende Pieksen mit der Nadel überlagert.

Entspannung löst Spannung. Wenn in den Oberschenkel gespritzt wird, ist eine kurze Entspannungsübung für das ganze Bein ratsam. Dazu streckt Ihr Kind aus sitzender Haltung den betreffenden Fuß waagerecht aus, so dass die Oberschenkelmuskulatur sich anspannt. Je nach Kondition und Laune sollte das Bein 5–20 Sekunden ausgestreckt bleiben. Die folgende Entspannung erleichtert das Spritzen und lindert die Schmerzempfindung. Bei sehr ängstlichen und schmerzempfindlichen Kindern hilft es, die Spritzstelle mit Hilfe einer Wärmflasche oder eines in warmem Wasser getränkten Waschlappens zu stimulieren. Wärmflasche oder Waschlappen sollten lauwarm sein. Man legt sie auf die Spritzstelle und lässt die Wärme etwa ein bis zwei Minuten einwirken. Dadurch kann sich die Hautoberfläche entspannen und Ihr Kind beruhigt sich ebenfalls. Auch während des Spritzvorganges hat Ihr Kind die Möglichkeit, aktiv mitzuwirken:

Manche Kinder mögen es, beim Spritzen laut mitzuzählen. Bei einer bestimmten Zahl wird dann die Nadel unter die Haut gedrückt. Auch kleine Verse oder Liedchen können zur Entspannung beitragen. Gleichmäßiges Atmen hilft ebenfalls, bestehende Spannungen zu lösen.

Auch Schreien kann helfen. Einige Kinder machen gern mit, wenn man mit ihnen vereinbart, dass sie beim Spüren der Nadel sofort losschreien. Diese bewusste und gewollte Schmerzreaktion führt zu Erleichterung und macht die eigene ernsthafte Angstreaktion zu nichte.

Spieglein, Spieglein an der Wand – manchmal hilft's. Kinderpsychologen haben die Erfahrung gemacht, dass auffällige Reaktionen bei Kindern nachlassen, wenn sie sich gleichzeitig im Spiegel betrachten. Ein mehr oder weniger zufällig aufgestellter Spiegel in der Nähe während des Spritzens kann die Aufmerksamkeit des Kindes auf das eigene Verhalten bündeln und damit die Angstreaktion mindern.

Welche dieser Methoden für Ihr Kind passend ist, müssen Sie aufgrund Ihrer eigenen Erfahrungen entscheiden. Hilfreich sind auch Gespräche mit Ihrem Diabetes-Team und anderen Familienmitgliedern oder betroffenen Eltern. Die aufgezählten Methoden sind alle in der Praxis angewandt worden und konnten häufig zur Beseitigung oder Linderung der Spritzen-Angst beitragen.

Wichtig ist, dass Sie die verschiedenen Vorgehensweisen geduldig ausprobieren und ernst nehmen. Auch wenn manche der Methoden wie Tricks wirken, dienen sie nicht dazu, das Kind zu überlisten, sondern einen Weg zu finden, um unnötige Ängste abzubauen und dabei eine liebevolle Beziehung zum Kind beizubehalten.

Die umstrittene Belohnung

Für viele Eltern ist es der letzte Ausweg, und auch der kann oft scheitern: die Belohnung. Dem Kind wird eine bestimmte Belohnung versprochen, wenn es sich ohne Gegenwehr oder Angstreaktionen spritzen lässt. Im Prinzip funktionieren solche Belohnungen, aber ihre Wirkung lässt oft schnell nach, oder die Wünsche der Kinder werden so groß, dass sie an Angemessenheit verlieren. Wenn Sie Ihrem Kind mit Belohnung über die Hürde des Insulinspritzens helfen wollen, sollten Sie folgende Punkte beachten:

Je jünger das Kind ist, umso schneller muss eine Belohnung auf das erwünschte Verhalten folgen. Als Belohnung kommen solche Dinge in Frage, mit denen sich Ihr Kind sofort beschäftigen kann. Größere Belohnungen sollten nur in wirklichen Notfällen gegeben werden, damit sich Ihr Kind nicht an sie gewöhnt.

Bei älteren Kindern kann ein bestimmtes Verhalten durch die Vergabe von Punkten belohnt werden. Dabei wird festgelegt, dass bei einer bestimmten Punktzahl eine größere Belohnung fällig wird. Diese Art der Belohnung hat den Vorteil, dass Sie nicht ständig etwas als Belohnung besorgen müssen. Zweitens kann beim Punktesammeln auch mal ein Punkt abgezogen werden, wenn das erwünschte Verhalten ausbleibt.

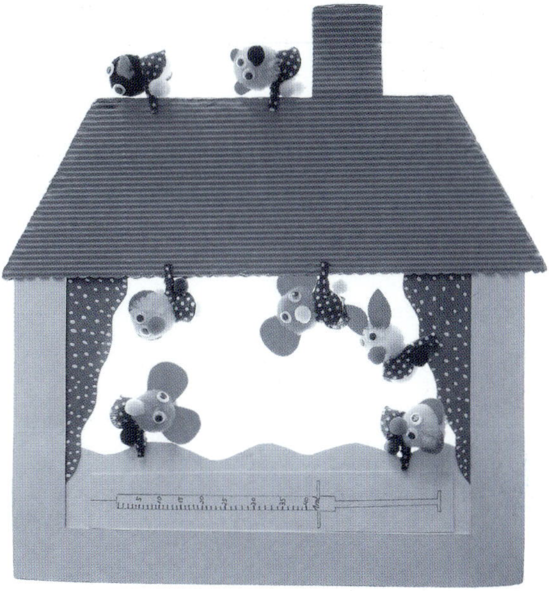

Koboldhaus

Das »Koboldhaus«

Das abgebildete »Koboldhaus« ist ein Beispiel für einen kindgerechten Belohnungsansatz, der vor allem bei Kindern zwischen 4 und 8 Jahren Erfolge zeigt. Das »Koboldhaus« kann zusammen mit dem Kind gebastelt oder auch von den Eltern hergestellt werden. Es besteht aus einem gemalten Haus, dessen Umrisse und Innenräume ausgeschnitten sind. Auf dem Dach des Hauses sitzen 14 kleine Kobolde.

Der Auszug aus einem Protokoll mit einem 4-jährigen Mädchen soll verdeutlichen, wie das »Koboldhaus« eingeführt wird. Häufig übernehmen die Eltern die Erklärung. In diesem Fall wurde Elvira (EL) von den Eltern zur Diabetesberatung gebracht und unterhielt sich mit dem Psychologen (PS).

PS: Elvira, ich weiß jetzt, dass du gar keine Lust hast zum Spritzen. Und die Mama hat gesagt, dass du oft ganz arg wütend bist oder weinen musst. Stimmt das so?
EL: Hmm.
PS: Und dir gefällt das auch nicht, wie du dann so bist. Oder macht es dir Spaß.
EL: Neee.

PS: Schau mal, vielleicht können wir ja was machen, dass du nicht so komisch bist beim Spritzen. Und dass es dir besser geht.
EL: Weiß nicht.
PS: Was Lustiges und dass du auch was Tolles machen kannst.
EL: …
PS: Was ärgert dich denn immer so?
EL: Die Spritze.
PS: Ärgert es dich, wenn die Mama die Spritze holt?
EL: Wenn sie die hier reinmacht.
PS: Was machst du dann, wenn sie die so reinmacht?
EL: Du Blöde…
PS: Du schimpfst.
EL: Jaaaaa
PS: Aber manchmal schimpfst du gar nicht.
EL: Nur manchmal.
PS: Vielleicht kannst du ja ganz arg oft nicht schimpfen. Wollen wir es nicht mal probieren?
EL: Neeee.
PS: Siehst du dieses Häuschen hier?
EL: Ist lustig.
PS: Hier sind …
EL: Sind das Vögel und Tiere?
PS: Das sind ganz liebe kleine Kobolde. Und sie müssen alle auf dem Dach sitzen. Dabei ist es so kalt. Und sie müssen auch nachts dort sitzen.
EL: Mach sie doch da rein. Im Zimmer drin.
PS: Na, so einfach geht es leider nicht. Das sind ganz besondere Kobolde. Nur wenn ihnen ein Kind hilft, können sie rein ins Haus.
EL: Wie?
PS: Magst du die Kobolde?
EL: Neee! Jaaaaa! Neee! Jaaa!
PS: Willst du, dass sie auf dem Dach bleiben müssen?
EL: Sie sollen rein.
PS: Vielleicht kannst du ihnen ja wirklich helfen. Schau mal, wenn du willst, gebe ich dir das ganze Haus mit. Und zu Hause darfst du jedes Mal einen Kobold vom Dach nehmen und ins Zimmer setzen, wenn du es schaffst, beim Spritzen nicht so arg herumzutoben. Und wenn alle Kobolde im Haus hocken, bringst du es mir wieder vorbei. Zum Angucken.
EL: Darf ich's nicht behalten?

Wie aus dem Protokoll hervorgeht, darf das Kind bei jedem gelungenen Spritzen einen Kobold vom Dach nehmen und ihn ins Haus setzen. Wenn alle vom Dach verschwunden sind, ist eine Belohnung fällig.

Belohnungen dieser und auch anderer Art dienen nicht dazu, das Verhalten des Kindes zu »erkaufen«. Es geht darum, dem Kind einen Anreiz zu geben, sein ängstliches Verhalten zu überwinden. Je häufiger das geschieht, umso weniger kann sich die Spritzenangst festsetzen. Häufig kann eine scheinbare Spritzenangst auftreten, damit die Belohnungen nicht aufhören. Zu diesem Zeitpunkt ist aber zumindest die eigentliche Angstreaktion überwunden.

Zusammenfassung

Spritzenängste sind überwindbar. Es ist nicht immer einfach, das eigene Kind täglich mehrmals zu spritzen. Besonders schwer fällt es bei jungen Kindern, die sich womöglich wehren oder dabei weinen müssen. Jedes Kind reagiert unterschiedlich. Manche haben nie Probleme mit der Insulinspritze und andere leiden sehr darunter. Der Protest und die Abneigung gegen das Spritzen kann seine Ursachen in einer Spritzenangst haben oder weil Ihr Kind das Einstechen der Nadel als schmerzhaft empfindet. In beiden Fällen kann mit Hilfe der beschriebenen Vorgehensweisen eine Verbesserung der Situation versucht werden. Dabei handelt es sich nicht um Patentrezepte. Wie eingangs erwähnt, ist der Verlauf des Diabetes sehr individuell. Bei jedem Kind müssen wir den passenden Ansatz oder »Schlüssel« finden, mit dem wir die Spritzenangst »knacken« können.

Wie bei den meisten Problemen mit der Diabetesbehandlung im Alltag sollten Sie nicht zögern, Ihr Diabetes-Team zu Rate zu ziehen. Wie bei Diätproblemen oder bei der schlechten Erkennung von Unterzuckerungen müssen auch Spritzprobleme von ärztlicher und psychologischer Seite her gesehen werden.

Spritzängste treten gehäuft bei jüngeren Kindern auf. Bei manchen würden sie auch ohne entsprechende Betreuung wieder verschwinden, bei anderen bedarf es ständiger Hilfe. Sie als Eltern sollten zuversichtlich sein, dass Spritzängste überwindbar sind. Allerdings ist das schwer zu glauben, wenn man gerade mittendrin steckt. Während die Spritzenangst eher bei jüngeren Kindern vorkommt, versuchen ältere Schulkinder, mit der Verweigerung oder Ablehnung der Spritze gegen ihren Diabetes zu protestieren.

Es ist normal, dass Kinder sich auf diese Weise Luft machen.

Manche Kinder lehnen sich gegen das Spritzen auf, weil sie den Diabetes insgesamt ablehnen. Sie rebellieren dadurch gegen ihre Erkrankung. Als Eltern können Sie das am besten daran erkennen, dass in solchen Fällen mehr Wut als Angst hervortritt. Auch kommt es bei Kindern, die sich gegen den Diabetes auflehnen, meist zusätzlich zu Problemen in anderen Bereichen der Behandlung. In solchen Fällen sollte man sehr behutsam vorgehen und das Gespräch mit ihnen suchen.

Therapieformen

Insulinbedarf

Bevor wir uns jetzt mit den verschiedenen Behandlungsformen beschäftigen, einige Worte zum Insulinbedarf selbst. Klassischerweise beträgt die Insulindosis eines Kindes etwa 0,8 bis 1 Einheit pro Kilogramm Körpergewicht. Nur in der Pubertät werden höhere Dosen notwendig. Der Insulinbedarf steigt bis auf etwa 1,5 Einheiten für jedes Kilogramm Körpergewicht. Wichtig ist es dann aber, nicht den Zeitpunkt zu verpassen, zu dem das Insulin wieder abzusenken ist. In der Zeit nach der Pubertät liegt die Dosis meist wieder bei 0,8 Einheiten / Kilogramm Körpergewicht. Zu viel Insulin erzeugt nämlich zu viel Hunger, es kommt sonst fast zwangsläufig zur unerwünschten Gewichtszunahme vor allem bei den Mädchen!

Konventionelle Therapie

Als konventionelle Therapie wird die herkömmliche Behandlungsform mit 1–2 Spritzen täglich bezeichnet. Sie wird praktisch nur noch in der Remissionsphase durchgeführt. Danach sind es weniger als 15 % der Patienten, die heutzutage noch so behandelt werden. Allerdings gibt es von Klinik zu Klinik für diesen Begriff einige Unterschiede. Für uns ist die konventionelle Therapie die zweimalige Verabreichung einer individuell zusammengestellten Insulinmischung.

Die beiden Bestandteile Normal- und Verzögerungsinsulin werden in Abhängigkeit von der jeweiligen Blutzucker-Konzentration morgens und abends in einer Spritze zusammen aufgezogen und injiziert. Klassischerweise ist der Anteil des Normalinsulins ein Drittel, der des Verzögerungs-

Korrekturregel bei konventioneller Therapie und ICT

Bei Kindern unter 20 kg Körpergewicht senkt eine zusätzliche Einheit Insulin nach Ende der Remission den Blutzucker um etwa 100 mg%, bei einem Gewicht von 20–30 kg um 80 mg%. Liegt das Gewicht zwischen 30 und 40 kg, sind es 70 mg%, bei 40–50 kg schließlich 60 mg%. Bei Jugendlichen mit einem Gewicht von 50 kg sind es 50 mg% und bei Erwachsenen schließlich nur noch etwa 30 mg%.

insulins zwei Drittel an der »Mischspritze«. Meist werden morgens zwei Drittel der Tagesdosis verabreicht und abends ein Drittel. Dies liegt neben der Anzahl der Mahlzeiten, die mit der Spritze abgedeckt werden, an der individuellen Insulinempfindlichkeit. Wenn der Blutzucker vor dem Spritzen über dem gewünschten Zielbereich liegt, kann durch Erhöhung des Normalinsulinanteils der Wert nachträglich korrigiert werden. Sie müssen in diesem Fall zu der üblichen Dosis so viel Normalinsulin zusätzlich hinzugeben, wie Sie zur Normalisierung brauchen.

Wiegt Ihr Kind 50 kg und sein Blutzucker liegt morgens bei 260 mg%, so ist der Wert um 150 mg% höher als gewünscht. Es muss sich in dem Fall 3 Einheiten Normalinsulin zusätzlich verabreichen, um den Blutzucker auf 110 mg% rechnerisch zu senken. Eine Blutzuckerkontrolle etwa 1 Stunde nach der Injektion bestätigt Ihnen, ob diese Kalkulation richtig war. Ob die Dosis bei Ihrem Kind nach diesem Muster so angepasst wird, werden Sie mit Ihrem Diabetes-Team besprechen. Unsere Patienten erhalten wie in vielen anderen Kliniken auch bei Entlassung und in der Ambulanz ein Schema, das wir gemeinsam mit den Kindern und den Eltern erstellen. Sie können daraus ablesen, welche Dosis Sie bei welchem Blutzucker einzusetzen haben. Anhand der Selbstkontrollwerte in Ihrem Heftchen sehen Sie, ob Sie mit diesem Schema hinkommen und der Blutzucker gut eingestellt ist. Evtl. muss das Schema nach einiger Zeit neu angepasst werden. Welches der beiden Insuline in der »Mischspritze« dabei zu ändern ist, hängt davon ab, wann welches Insulin am besten wirkt. Sie sollten aber nicht wegen jeder Blutzuckerspitze das Schema sofort ändern. Wenn Ihr Sohn sich in der Schule aufgeregt oder Ihre Tochter Streit mit ihrer Freundin hat, so kann das zu Blutzucker-Spitzen führen, und Sie brauchen deshalb nicht am nächsten Tag mehr Insulin zu injizieren. Starke Freude oder Ärger können den Blutzucker auch »hochtreiben«. Allgemein empfehlen wir daher, die Dosis erst nach 3 Tagen anzupassen, wenn Sie einen eindeutigen Trend erkennen.

Tipp

Wann sollte man die Insulindosis ändern und welches Insulin sollte geändert werden

Wenn um 10.00 Uhr
der Blutzucker >140 mg% ist → sollte das Kurzzeitinsulin am nächsten Morgen erhöht werden.

Wenn um 10.00 Uhr
der Blutzucker <80 mg% ist → sollte das Kurzzeitinsulin am nächsten Morgen verringert werden.

Wenn um 12.00 Uhr
der Blutzucker >140 mg% ist → sollte das Basalinsulin am nächsten Morgen erhöht werden.

Wenn um 12.00 Uhr
der Blutzucker <80 mg% ist → sollte das Basalinsulin am nächsten Morgen verringert werden.

Wenn um 15.00 Uhr
der Blutzucker >140 mg% ist → sollte das Kurzzeitinsulin am nächsten Mittag erhöht werden.

Wenn um 15.00 Uhr
der Blutzucker <80 mg% ist → sollte das Kurzzeitinsulin am nächsten Mittag verringert werden.

Wenn um 17.00 Uhr
der Blutzucker >140 mg% ist → sollte das Verzögerungsinsulin am nächsten Mittag erhöht werden.

Wenn um 17.00 Uhr
der Blutzucker <80 mg% ist → sollte das Verzögerungsinsulin am nächsten Mittag verringert werden.

Wenn um 20.00 Uhr
der Blutzucker >140 mg% ist → sollte das Kurzzeitinsulin am nächsten Abend erhöht werden.

Wenn um 20.00 Uhr
der Blutzucker <80 mg% ist → sollte das Kurzzeitinsulin am nächsten Abend verringert werden.

Tipp

Wenn um 23.00 Uhr
der Blutzucker < 100 mg% ist → sollte das Verzögerungsinsulin am nächsten Abend verringert werden.

Wenn um 23.00 Uhr
der Blutzucker > 160 mg% ist → sollte das Verzögerungsinsulin am nächsten Abend erhöht werden.

Wenn um 7.00 Uhr
der Blutzucker > 130 mg% ist → sollte das Basalinsulin am nächsten Abend bzw. in der nächsten Nacht erhöht werden.

Wenn um 7.00 Uhr
der Blutzucker < 90 mg% ist → sollte das Basalinsulin am nächsten Abend bzw. in der nächsten Nacht verringert werden.

Sollten Sie unsicher sein, ob eine Erhöhung der Basalinsulindosis am Abend wirklich eine Verbesserung der Morgenwerte ergibt, so empfehlen wir Ihnen, den Blutzucker in der Nacht gegen 23 und 3 Uhr zu testen.

Routinemäßige Kontrollen des Blutzuckers um 23 Uhr geben Ihnen mehr Sicherheit! Wir streben um diese Uhrzeit Werte knapp über 120 mg% an.

Bei der Erhöhung der Insulindosis orientieren Sie sich bitte immer an dem aktuellen »Spritzplan«.

Vorzüge und Nachteile der konventionellen Therapie

Da für viele jüngere Kinder jede Spritze ein Problem darstellt, ist diese Therapie mit nur 2 Spritzen am Tag vor allem bei Kindern unter 6 Jahren noch der Standard. Es gibt jedoch nur wenige Jugendliche, die mit nur 2 Spritzen am Tag perfekte Stoffwechsel-Selbstkontrollwerte erreichen. Dies erfordert entweder sehr viel Selbstdisziplin bei der Ernährung oder liegt an der Remission mit der hohen Insulineigenproduktion. In vielen Kinderkliniken haben deshalb fast 100% aller Jugendlichen ein Behandlungsschema mit 4 und mehr Injektionen am Tag, d.h. eine sog. intensivierte konventionelle Therapie.

Allgemein gilt der Satz: Je weniger Spritzen, umso konsequenter die Diät!

Der Vorteil der konventionellen Therapie auf der einen Seite ist also der Nachteil auf der anderen! Ein Vater fasste überspitzt die Nachteile der Therapie zusammen: Mit Waage und Uhr leben! Ist nämlich erst einmal das Insulin gespritzt, muss zwangsläufig die Aufnahme von Kohlenhydraten in geplantem Maße erfolgen. Sonst kommt es unweigerlich zu einem Blutzuckerabfall. Da die Insuline ihre bekannte Wirkkurve haben, muss obendrein auch der Abstand zwischen den einzelnen Mahlzeiten genau eingehalten werden. In der Regel beträgt er 2 ½ bis 3 Stunden. Bei Schülern in den höheren Klassen spielt dies konkret eine Rolle. Das Frühstück nehmen sie schon morgens gegen 7 Uhr ein. Von der Zwischenmahlzeit kurz nach 10 Uhr ist der Abstand zum Mittagessen kurz vor 14 Uhr zu lang. Die Insulinwirkung macht also ein drittes Vesper gegen 12 Uhr in der kleinen Pause erforderlich.

Auch die abendliche Injektion eines Mischinsulins hat ihre Vor- und Nachteile. Ein zweiter »Pieks«, dann gibt es Abendbrot, die Spät-Mahlzeit, und Ihr Kind kann schlafen. Leider wirkt aber gerade dann das Insulin am stärksten, wenn auch Sie eigentlich schlafen wollen, nämlich kurz vor Mitternacht. Viele Eltern machen deshalb sicherheitshalber einen Blutzucker-Test, um diese Uhrzeit, um noch rechtzeitig eine nächtliche Unterzuckerung abzufangen. Selbst wenn die Werte nachts noch im gewünschten Bereich liegen, kommt es vor allem in der Pubertät während des Wachstumsspurts in den frühen Morgenstunden zu ganz deutlichen Blutzucker-Anstiegen. Dies ist dann oft der Anlass, die Therapie umzustellen.

Die Entscheidung, ob konventionelle oder intensiviert konventionelle Therapie, müssen Sie für Ihr eigenes Kind selbst treffen. Allerdings ergibt sich, auch wenn Sie sich für die konventionelle Therapie entscheiden, spätestens in der Pubertät ein allmählicher Übergang hin zur intensiviert konventionellen Therapie (ICT) nach dem Basis-Bolus-Prinzip. Durch die Pens mit den ultrakurzen Nadeln hat die Injektion heute deutlich an Schrecken verloren!

Intensivierte konventionelle Therapie (ICT)

Während bei der konventionellen Therapie der Vorteil in nur 2 täglichen Injektionen und der Nachteil in der konsequenten Einhaltung eines »Diätplanes« liegt, verhält es sich bei der intensivierten Therapie genau umgekehrt.

Zunächst wollen wir Sie aber darauf hinweisen, dass es auch für den Begriff der intensivierten konventionellen Therapie keine allgemeine Übereinkunft gibt. In einer Klinik ist damit eine Therapie mit 3 Injektionen am Tag gemeint, in einer anderen Klinik die Behandlung nach dem Basis-Bolus-Konzept, das wir Ihnen gleich schildern wollen. Inzwischen ist man sich weitgehend einig, von einer ICT erst bei 4 und mehr Injektionen am Tag zu sprechen. Diese Behandlungsweise ist heutzutage sozusagen der Standard für Kinder ab dem 6. Lebensjahr. Etwa zwei Drittel aller Patienten im Kindesalter wurden im Jahr 2001 in Deutschland so behandelt, während es in der schon weiter oben erwähnten Untersuchung aus dem Jahr 1996 noch 34 % waren. Bei Jugendlichen haben fast drei Viertel eine ICT. Ihr Kind muss zwar öfter spritzen, hat dafür aber mehr Flexibilität beim Essen. Die Essensmenge kann variiert werden, der Zeitpunkt der Mahlzeiten ist relativ frei, und vor allem die Zusammensetzung der Kost entspricht nicht mehr der herkömmlichen Diät. Die Einführung der neuen »Turbo-Insuline«, der Insulinanaloga Lis-Pro-Insulin und Insulin Aspart, die wir Ihnen einige Seiten weiter vorn vorgestellt haben, lässt noch mehr Möglichkeiten zu als bisher. Die Jugendlichen können zwischendurch etwas essen, ohne wegen der Wirkung der herkömmlichen Normalinsuline gezwungen zu sein, 3 Stunden später wieder essen zu müssen, obwohl sie es dann gar nicht wollen.

Wie sieht eine Therapie nach dem Basis-Bolus-Konzept (ICT) konkret aus?

Die Therapie nach dem Basis-Bolus-Konzept ist eigentlich eine Anpassung an die natürlichen Verhältnisse. Alle Menschen brauchen einen gewissen Grundbedarf an Insulin für den Stoffwechsel, die so genannte Basalrate. Sie macht etwa 30–40 % der gesamten Insulin-Tagesmenge aus.

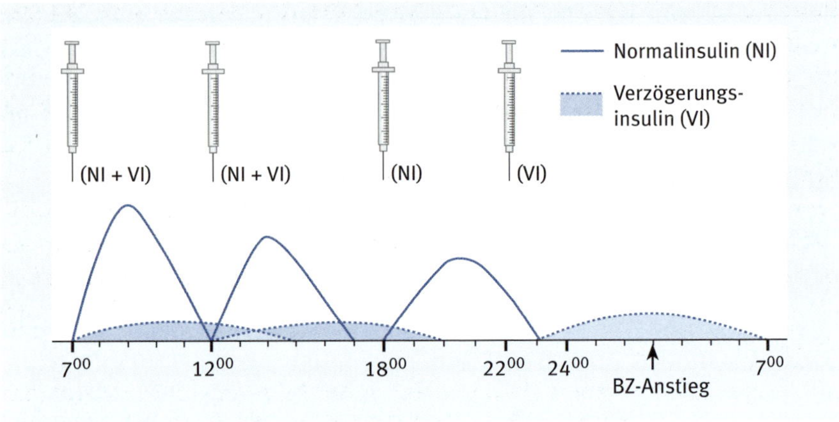

Spritzschema bei intensivierter konventioneller Insulintherapie mit Verlauf der Wirkkurven.

Auch wenn der Körper keine Nahrung zu sich führt, braucht er dieses Insulin. Um die Organfunktionen aufrechtzuerhalten, wird dem Körper aus dem Zuckerspeicher in der Leber und auch aus dem Muskeleiweiß Energie in Form von Zucker bereitgestellt. Dieser muss nun wiederum mit Hilfe des Insulins in die Zellen geschafft werden, wo er verwertet wird. Insulin drosselt außerdem die Zuckerabgabe aus dem Leberspeicher und wirkt so einer unkontrollierten Abgabe entgegen. Zusätzlich braucht der Körper Mahlzeiten, bezogen wegen des dann gehäuft anfallenden Zuckers einzelne Insulinmengen extra, sozusagen im Bolus.

Das Basis-Insulin dient zur Abdeckung der Basalrate. Hierzu geben Sie eine spätabendliche Insulininjektion eines Verzögerungsinsulins (NPH), möglichst nicht vor 23 Uhr. Da Ihr Kind morgens in die Schule muss, werden Sie die Injektion übernehmen müssen, bis Ihr Sohn oder Ihre Tochter alt genug ist, so spät selbst zu spritzen. Viele Kinder merken überhaupt nicht, wenn nachts im Schlaf der Blutzucker-Test gemacht und anschließend das Insulin gespritzt wird. Bei anderen ist es besser, sie kurz zu wecken, die Spritze oder den Pen zu reichen und sie dann selbst spritzen zu lassen. Bei etlichen funktioniert aber mitten in der Nacht die Injektion des Basalinsulins überhaupt nicht. Solche Kinder werden dann vor ihrer Spätmahlzeit, d.h. gegen 21 Uhr, spritzen müssen. Allerdings kann es hierdurch zu nächtlichen Unterzuckerungen kommen. Das übliche Verzögerungsinsulin wirkt »voll« etwa 4 Stunden nach der Injektion, in diesem Fall also schon um 1 Uhr. Sie brauchen aber die höchste Insulinwirkung um 3 Uhr, da nachts im Schlaf die kontrainsulinären Hormone ausgeschüttet werden, v.a. das Wachstumshormon, deren Wirkung um diese Uhrzeit am höchsten ist. Wie wir zu Anfang schrieben, bewirken diese Hormone bei einem Kind mit Diabetes einen Anstieg der Blutzuckerkonzentration im Morgengrauen, da im Gegensatz zu Ihnen Ihr Kind keine eigene Insulinproduktion mehr hat, die dem entgegenwirkt. Wenn das Insulin bereits abends um 21 Uhr gespritzt wurde, nimmt die Insulinwirkung schon wieder ab, wenn eigentlich mehr Insulin gebraucht wird! Gelingt es Ihnen aber, das Basalinsulin zwischen 23 und 24 Uhr zu spritzen, entwickelt das Insulin genau zur passenden Uhrzeit seine Hauptwirkung.

Mit einer **Insulinpumpe** können Sie dem »Morgengrauen-Phänomen« besser gegensteuern. Die Pumpe lässt sich so programmieren, dass in den frühen Morgenstunden mehr Insulin abgegeben wird, der Anstieg der Blutzuckerwerte kann »abgebremst« werden. Insulinpumpen erfreuen sich deshalb bei Jugendlichen nicht nur wegen der vermehrten Flexibilität beim Essen zunehmend einiger Beliebtheit. Viele bleiben aber lieber bei der nach außen unauffälligen Spritzenbehandlung. Manchmal hilft in diesen Fällen eine Umstellung auf Schweine-Insulin wie das Semilente über die Nacht weiter, da es stärker wirkt. Sie sollten dann aber wegen der anderen Wirkstruktur dieses Insulins die Dosis um 20–30% reduzieren. Eine weitere Alternative wäre das Glargin bei jungen Erwachsenen, wobei der Effekt wegen der ebenmäßigen Freisetzung nicht so stark ist.

Auch am Tag muss die Basalrate abgedeckt werden. Deshalb ist heute tagsüber mindestens die zweimalige Insulingabe eines NPH-Insulins für die Basalrate erforderlich. Die klassischen Verzögerungsinsuline vom NPH-Typ weisen eine Wirkung auf, die leider nicht den ganzen Tag über anhält. Bei Verwendung des Lis-Pro-Insulins muss sogar wenigstens 3-mal am Tag Verzögerungsinsulin gespritzt werden, da sonst nachmittags ein »Insulin-Loch« entsteht. Also morgens, mittags und nachts NPH-Insulin. Durch gentechnologische Weiterentwickelungen zeichnen sich für die Zukunft neue Behandlungsmöglichkeiten ab. Allerdings sind solche Insulin-Varianten – wie z.B. das Glargin – noch nicht bei Kindern zugelassen. Viele befinden sich noch in der Erprobung und sind bisher nicht in der Apotheke erhältlich.

Die Mahlzeiten müssen durch zusätzliche Insulingaben »im Bolus« abgedeckt werden. Zusätzlich zur Basalrate setzt jeder Mensch natürlicherweise Insulin zu seinen 3 Hauptmahlzeiten frei. Dieses Insulin wird sozusagen im »Schuss« abgegeben, die Ärzte sprechen deshalb auch von einem Bolus. Als Bolus-Insulin eignen sich schnell und kurz wirksame Insuline wie das Normalinsulin.

Etwa 60–70% der Tagesinsulindosis werden für die Verstoffwechselung der Essensmenge gebraucht. Dabei hat jeder Mensch ganz persönliche Kenngrößen, die sich aufgrund des Stoffwechselprotokolls ergeben, also wie viele Einheiten Insulin pro Broteinheit (BE) bzw. Kohlenhydrateinheit (KHE) nötig sind. Wir sprechen deshalb von BE/KHE-Faktoren. Auf die Begriffe BE und KHE werden wir im Kapitel über Ernährung und Diät näher eingehen. Morgens werden häufig 2 Einheiten Normalinsulin pro KHE benötigt, mittags sind es 1 Einheit/KHE und abends 1–1,5 Einheiten/KHE. Diese Kenntnis ist auch bei der konventionellen Therapie hilfreich.

Die unterschiedliche Insulinempfindlichkeit zu den verschiedenen Tageszeiten hängt mit den Spiegeln der anderen Hormone zusammen. Generell gilt aber auch hier: Jedes Kind ist individuell zu betrachten!

Schließlich spielen Erkrankungsdauer und vor allem die Pubertät eine ganz entscheidende Rolle. Sie und Ihr Kind werden bei einer Umstellung der Therapie öfter als gewöhnlich testen müssen, um ausfindig zu machen, ob die allgemeine Regel auch in Ihrem speziellen Fall gilt. Wichtig bei der Ermittlung solcher Kenngrößen ist, dass Sie bei der Berechnung der jeweiligen Essensmenge morgens das Frühstück und die Zwischenmahlzeit zusammenzählen, um dann die Insulindosis zu bestimmen, mittags werden das Mittagessen und der »Snack« für die Berechnung zusammengefasst, abends Abendbrot und Spätmahlzeit.

Viele Jugendliche verwenden zusätzlich ein Turbo-Insulin. Für eine »normale« Therapie nach dem Basis-Bolus-Prinzip mit einem NPH-Insulin und Normalinsulin ist, wie Sie gesehen haben, trotz einer flexibleren Essensgestaltung weiterhin die zeitlich geregelte Einnahme der Haupt- und Zwischenmahlzeiten nötig. Da dies vielen Teenagern lästig ist, verwenden sie für »zwischendurch« gerne zusätzlich ein Turbo-Insulin im Pen. Damit müssen die Jugendlichen zwar vor jeder einzelnen Mahlzeit zum Pen greifen, dafür können sie aber z. B. die als lästig empfundene Zwischenmahlzeit nachmittags einfach weglassen.

Eine intensiviert konventionelle Therapie sieht deshalb dann oft so aus: Morgens wird Verzögerungs- und Normalinsulin gespritzt. Wegen des heute gängigen Nachmittagsunterrichtes bleibt oft nur wenig Zeit fürs Mittagessen und langes Warten zwischen Spritzen und Essen entfällt. Also kommt der LisPro-Pen zum Einsatz, dazu gibt es eine kleine Dosis NPH-Insulin extra. Nachmittags für das Eis, das es außer der Reihe gibt, wird dann mit dem Pen noch einmal LisPro-Insulin gespritzt. Abends während der Woche Normalinsulin, am Wochenende zu Hause LisPro- und Verzögerungsinsulin. Dann nach dem Kino für eine Tüte Pommes frites in der Stadt noch mal LisPro und spätabends dann Verzögerungsinsulin. 6–7 Injektionen am Tag kommen so leicht zusammen. Deshalb ziehen etliche Jugendliche gern Normal- und Verzögerungsinsulin weiter mit der Spritze auf. Der Nachteil der häufigen Injektionen wird aber dadurch ausgeglichen, dass Ihr Kind auch ganz normale Süßigkeiten essen kann, ohne dass dies zu Blutzucker-Spitzen führt. Einen weiteren Fortschritt erhoffen wir uns, wenn das neue gentechnologisch hergestellte Langzeitinsulin Lantus (Glargin) auch für Kinder zugelassen wird.

Das eben Besprochene hört sich für Sie vielleicht sehr kompliziert an, aber auch Sie und Ihr Kind werden in Kürze ohne Probleme mit Spritze und Pen sicher umgehen können. Wichtig bei der intensiviert konventionellen Therapie ist die Kenntnis der Insulinwirkung, des Kohlenhydratgehaltes in der Nahrung und vor allem die Durchführung von Stoffwechsel-Selbstkontrollen. Von der Entwicklung des Kindes aus betrachtet, liegt das Alter für die volle Übernahme einer solchen Therapie im Alter von mehr als 12 Jahren.

Übergangsformen

Manchmal ist auch schon bei Kleinkindern eine Intensivierung der Therapie unumgänglich, wegen besonderer Labilität des Stoffwechsels mit schweren Hypoglykämien. In diesen Fällen werden Sie voraussichtlich von einer konventionellen Therapie auf Mehrfachinjektionen umstellen. Mit 3 Injektionen am Tag wird etwa jedes 5. Kind bzw. Jugendliche behandelt.

Aufteilung der abendlichen Dosis

Unterzuckert Ihr Kind nachts laufend oder müssen Sie vorbeugend ständig Kohlenhydrate »nachschieben«, sollten Sie abends nur Normalinsulin und spätabends getrennt davon Verzögerungsinsulin spritzen. Dies hat dann zudem den Vorteil, dass Sie das Abendessen in seiner Menge und

Zusammensetzung variieren können. Obendrein brauchen Sie morgens nicht ganz so früh aufzustehen, ohne dass der Blutzucker zu stark ansteigt.

Der Vorteil dieser Therapieform wird vor allem deutlich im Urlaub, am Wochenende oder an speziellen Tagen wie Silvester. Wird der Abstand zwischen der abendlichen und spätabendlichen Spritze zu lang, d.h. mehr als 5 Stunden, müssten Sie zur Überbrückung noch etwas Verzögerungsinsulin hinzugeben. Wenn Sie abends getrennt Normal- vom Verzögerungsinsulin spritzen, brauchen Sie mehr Normalinsulin, da dieses Insulin ja jetzt allein die Kohlenhydrate des Abendessens und der Spätmahlzeit verstoffwechseln muss. Auf der anderen Seite müssen Sie die normalerweise gespritzte abendliche NPH-Dosis auf etwa zwei Drittel reduzieren, da das Insulin, spätabends gespritzt, nur noch für den Grundbedarf des Stoffwechsels gedacht ist. Allgemein gilt dabei die Regel, dass nachts im Schlaf die Leber etwa $^1/_2$ BE pro Stunde an Zucker »produziert«.

Insgesamt »sparen« Sie bei einer Aufteilung des Mischinsulins abends in seine beiden Komponenten kein Insulin, Sie verteilen die Menge nur um.

Die »Zusatzspritze« am Mittag

Eine zweite gebräuchliche Form der Mehrfachinjektionen ist das Spritzen von Normalinsulin vor dem Mittagessen. Diese Therapieumstellung wird notwendig, wenn der Blutzucker mittags zu tief liegt und es andererseits nachmittags immer wieder zu Blutzucker-Spitzen kommt. Die Erhöhung der morgendlichen NPH-Dosis zur Normalisierung der nachmittäglichen Blutzucker-Spitzen würde automatisch zu noch niedrigeren Werten mittags führen. Durch »Einbauen« eines 3. Frühstücks könnten Sie dem entgegenwirken. Die Erhöhung der Nahrungsmenge stößt aber an natürliche Grenzen. Irgendwann ist Ihr Kind satt und isst dann nicht mehr sein Mittagessen. Hier hilft deshalb oft nur noch die 3. Spritze mittags. Der Vorteil einer Aufteilung der Gesamtdosis auf mehrere Injektionen besteht zudem darin, dass Sie bei einem Kind im Alter von 5 Jahren Lis-Pro-Insulin nach dem Essen spritzen können, wenn Sie gesehen haben, wieviel Ihr Sohn tatsächlich von seinem Lieblingsessen »verdrückt« hat.

Sie sehen, dass es zwischen der konventionellen und der intensiviert konventionellen Therapie Übergänge gibt, die wir auch als Mischformen der Behandlung bezeichnet haben. Ihr Kind muss wegen einer solchen

Therapieumstellung nicht unbedingt in die Klinik. Auf der anderen Seite bieten die Gruppenschulungen in der Klinik oder im Ferienlager einen guten Rahmen für die Umstellung, zumal es in der Gruppe immer jemanden gibt, der schon Erfahrungen damit hat. Dadurch fällt es den anderen Jugendlichen auch leichter.

Wir halten es aber für das dauerhafte Gelingen einer solchen Therapie für entscheidend, dass die Jugendlichen selbst die ICT wünschen! Nicht dazu überreden, sondern von den Vorteilen überzeugen!

Gesunde Ernährung – die Diabetes-»Diät« heute

Eine gesunde Ernährung ist wichtig für alle Menschen. Deshalb orientiert sich auch die Ernährung – oder allgemein »Diät« genannt – bei Kindern und Jugendlichen mit Diabetes an den gleichen Grundsätzen wie die Ernährung für gesunde Menschen. Dennoch wird nichts bei der Behandlung des Diabetes mellitus so lebhaft diskutiert wie das Thema »Diät«. Was bedeutet eine »moderne« Auffassung von Diät? Wie streng sollte heute die Diät noch sein?

Zum Glück für die betroffenen Kinder und Jugendlichen ist man heute nicht mehr wie vor 15 Jahren noch gezwungen, durch eine strenge Diät Einfluss auf die Stoffwechseleinstellung zu nehmen. Dennoch brauchen wir die Diät auch noch heute. Unterscheiden muss man aber grundsätzlich zwischen dem recht starren Ernährungskonzept bei der konventionellen Therapie und der praktisch uneingeschränkten Kost bei einer intensivierten konventionellen Therapie.

Sinn und Zweck der Diät

Die »Diät« im Sinne einer gesunden Ernährung soll dazu beitragen, eine nahezu normale Einstellung des Stoffwechsels zu erreichen. Durch eine gesunde Ernährung versucht man sozusagen, die Wirkung des Insulins auf den Blutzuckerverlauf auszubalancieren. Blutzuckerspitzen sollen damit vermieden werden, aber auch stärkere Blutzuckerabfälle. Durch das sorgfältige Aufeinanderabstimmen des Insulinbedarfs auf Essen und Trinken entsteht gewissermaßen eine ausgewogene Blutzuckerkurve.

Es kommt bei der Behandlung des Diabetes also nicht nur auf die Eigenschaften und Wirkweisen der einzelnen Insuline an, den Abstand zwischen Injektion und Essen sowie die Injektionstechnik, sondern auch auf die Menge, Art, Zusammensetzung und Zubereitung der Nahrung, die jeder Insulininjektion folgt. Ohne Insulingaben vor dem Essen käme es jedoch auch bei strengster Diät unweigerlich zu unerwünschten Blutzuckeranstiegen. Sie erinnern sich sicher noch an die Situation vor der Diagnosestellung bei Ihrem Kind.

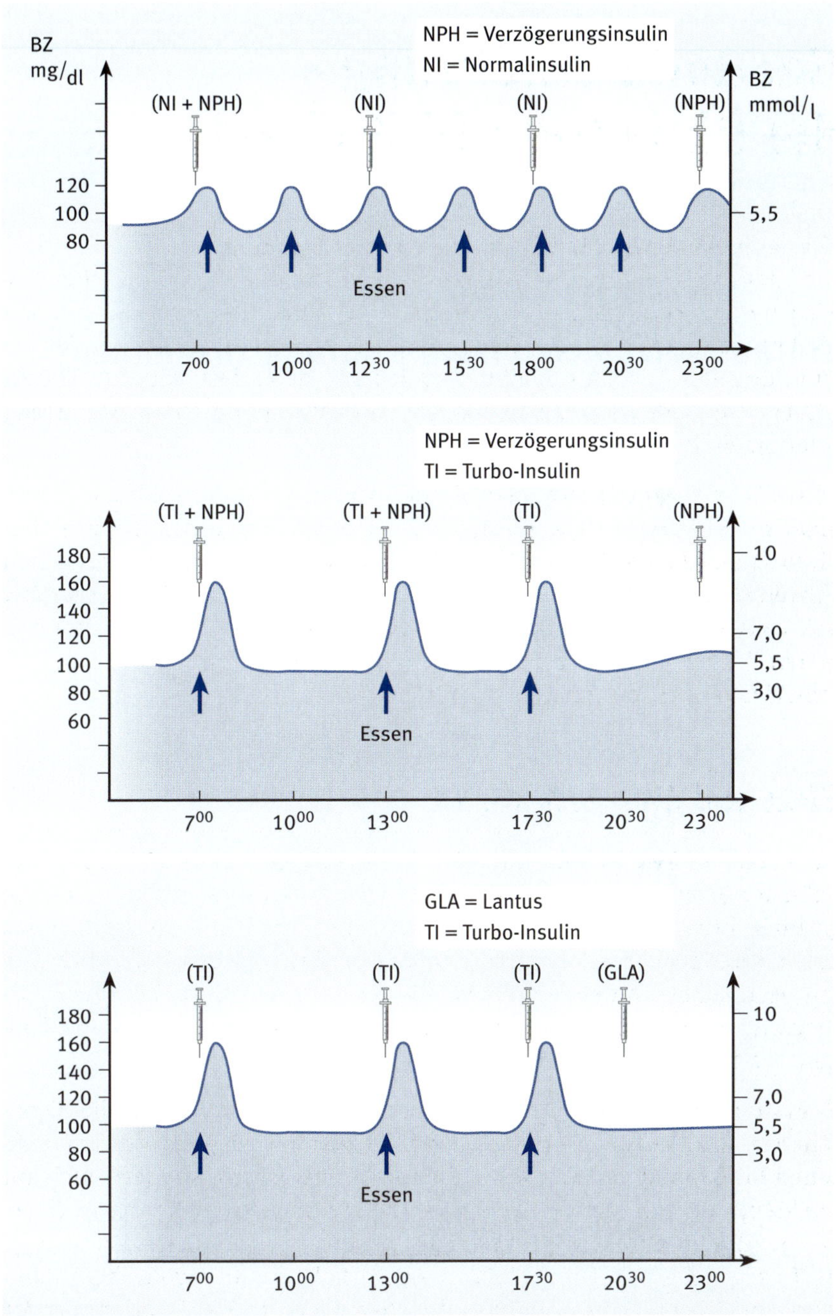

Ein auf das Essen abgestimmter Insulinplan macht eine ausgewogene Blutzuckerkurve möglich. Die geringfügigen »Spitzen« und »Tiefen« entsprechen dabei dem normalen Blutzuckerverlauf.

Der menschliche Körper braucht Zucker als Energielieferant, und fast alle Nahrung enthält Zucker oder wird im Körper zu Zucker umgebaut. Die Nahrung sorgt gewissermaßen für regelmäßigen Nachschub an Zucker aus Magen und Darm. Nur mit Insulin ist es dem Körper jedoch möglich, den aus der Nahrung gewonnenen »Blut-Zucker« als lebensnotwendigen »Energiespender« in die Zellen einzuschleusen. Um richtig mit der Diät umgehen zu können, wollen wir Sie nachfolgend zuerst mit den Grundsätzen der Ernährungskunde vertraut machen.

Woraus setzt sich unsere Nahrung zusammen?

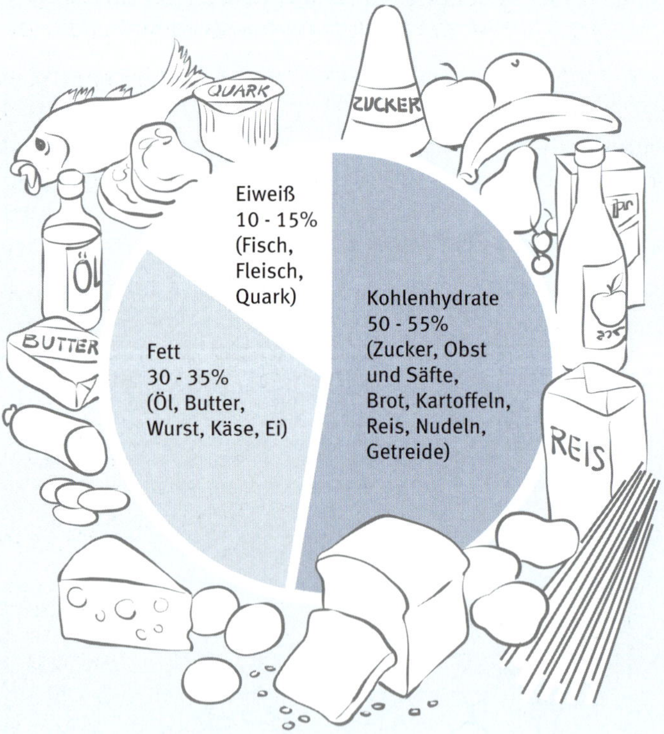

Zusammensetzung einer gesunden Kost in Prozent.

Kohlenhydrate

Unsere Nahrung besteht aus den »Grundbausteinen« Kohlenhydrate, Fett und Eiweiß. Unsere hauptsächliche Energiequelle sind die Kohlenhydrate. Diese bestehen aus einem oder mehreren Zuckermolekülen. Das Endprodukt der Verdauung der Kohlenhydrate ist auf jeden Fall die Glucose, der Traubenzucker. Nur die Glucose kann vom Darm in die Blutbahn gelangen und beeinflusst dann den Blutzuckerspiegel. Kohlenhydrate kommen besonders in stärkehaltigen Nahrungsmitteln vor wie Brot, Reis, Nudeln und Kartoffeln. Die Haferflocken im Müsli gehören aber genauso dazu wie die Cornflakes oder Popcorn. Statt Stärke wird auch der Begriff komplexe Kohlenhydrate verwendet. Der Körper braucht wegen ihrer Zusammensetzung etwas länger, bis er sie komplett bis zur Glucose aufgespalten hat, wobei es dabei ganz erstaunliche Unterschiede gibt. Kohlenhydrate kommen neben der Stärke auch in Obst und Fruchtsäften vor.

Wir können bei der Behandlung des Diabetes durch Kenntnis der unterschiedlichen Blutzuckerwirksamkeit der einzelnen Kohlenhydrate, des so genannten glykämischen Indexes, ganz wesentlich Einfluss auf die »Blutzuckerkurve« nehmen. Den normalen Haushaltszucker, der zur

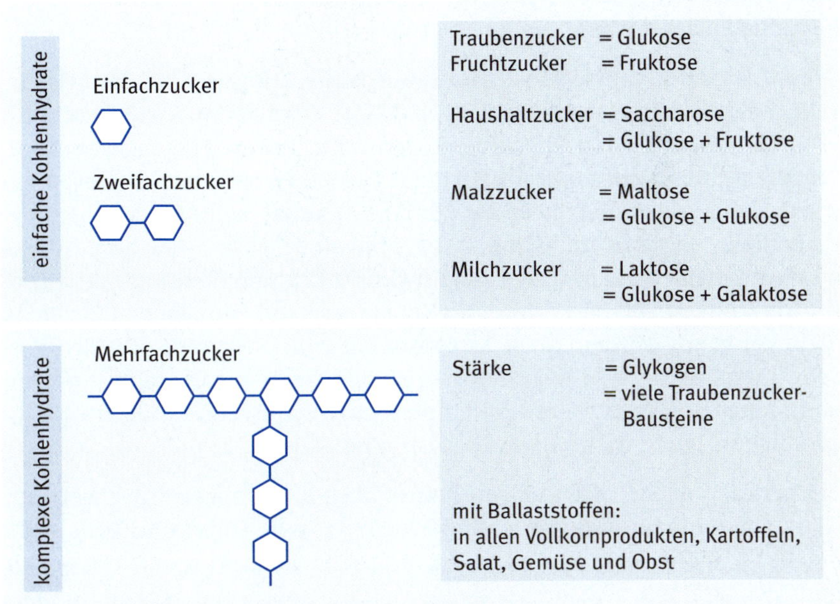

Struktur einfacher und komplexer Kohlenhydrate.

Gruppe der einfachen (= simplen) Kohlenhydrate zählt, kann unser Körper rascher als die komplexen Kohlenhydrate spalten. Der Blutzucker steigt also vor allem nach dem Trinken der üblichen Limonaden und Colas schneller an als nach dem Essen von Vollkornbrot. Ein zu rasches Hochschnellen des Blutzuckers kann aber nicht nur durch die Art der Kohlenhydrate, sondern auch durch gleichzeitige Aufnahme von Kohlenhydraten und Fett verzögert werden. Ein gutes Beispiel dafür sind Nüsse. Aber Achtung, die Kohlenhydrate in Erdnüssen sind zwar ideal für die gewünschte langsame Freisetzung der Glucose aus der Nahrung, sie haben jedoch viele Kalorien! Der Milchzucker in der Milch gehört zwar auch zu den einfachen Kohlenhydraten, das Fett führt aber auch hier zu einem langsameren Anstieg des Blutzuckers als im Vergleich zum Apfelsaft.

Produkte für »Diabetiker«

Kohlenhydrate sind auch in etlichen Fruchtsaftgetränken oder Diät-Süßigkeiten enthalten, die speziell für Menschen mit Diabetes angeboten werden. Bei diesen Produkten wurden zur Herstellung künstliche Süßstoffe verwandt oder der normale Kochzucker gegen Fruchtzucker »ausgetauscht«. Da der Anstieg des Blutzuckers nach dem Genuss solcher Diät-Produkte nicht viel anders ist als nach normalen Süßigkeiten, nehmen wir sie schon seit längerer Zeit nicht mehr, mit Ausnahme von Joghurt und Quarkspeisen.

Die künstlichen Süßstoffe enthalten praktisch keine Kalorien. Das älteste Produkt ist das Saccharin, es hat eine etwa 400-mal stärkere Süßkraft als Zucker. Es hat allerdings einen leicht bitteren Nachgeschmack. Pro Tag sollten nicht mehr als 2,5 mg für jedes Kilogramm (kg) Körpergewicht (KG) konsumiert werden. Beim Cyclamat sollten Sie ebenfalls zurückhaltend sein: nicht mehr als 11 mg/kgKG/Tag. Aspartam ist das neueste Produkt und in vielen »Light«-Getränken und Bonbons enthalten. Die Süßkraft ist 200-mal stärker als Zucker, es kann zum Backen übrigens nicht verwandt werden. Auch Aspartam hat eine Obergrenze für den Verzehr: nicht mehr als 40 mg/kg Körpergewicht/Tag! Anstatt sich die einzelnen Mengen exakt zu merken, empfehlen wir unseren Kindern und Jugendlichen: Nicht mehr als 1 l Diät-Limo pro Tag.

Zuckeraustauschstoffe müssen beim »Diätplan« angerechnet werden. Hierzu gehören der Fruchtzucker (=Fructose) sowie Sorbit und Xylit, zwei Zuckeralkohole. Sorbit und Xylit werden sehr langsam resorbiert. Sorbit und Xylit können bei übermäßigem Verzehr abführend wirken. Bei der Pfefferminzrolle also aufgepasst! Insgesamt ist in der Phase nach der Manifestation der Erkrankung häufig eine Neigung zu Blähungen zu verzeichnen, die sich aber nach Gewöhnung an die neue Kost wieder legt.

»Light«-Erfrischungs- und Colagetränke enthalten Kohlenhydrate in nicht nennenswerten Mengen. Sie sollten aber immer auf das Etikett schauen, womit das Getränk gesüßt wurde: mit Zuckeraustauschstoffen (= anrechnungspflichtig) oder Süßstoffen (Obergrenze!).

Eiweiß

Der Körper kann Eiweiß relativ unabhängig vom Insulin verwerten. Eiweiß dient als Aufbaustoff, weshalb Kinder einen größeren Bedarf haben als Erwachsene. Uns allen ist Eiweiß in Form von Fleisch, Wurst, Ei und Fisch bekannt. Neben diesen Eiweißen tierischen Ursprungs gibt es aber auch Eiweiße aus pflanzlichen Quellen. Hülsenfrüchte, Kartoffeln, Getreideprodukte, Sojasprossen oder Tofu (Soja-Milchquark) sind bekannte pflanzliche Eiweißlieferanten. Wichtig zu wissen:

Obwohl Eiweiß relativ unabhängig vom Insulin verwertet wird, entstehen auch hierbei geringe Zuckermengen im Körper. Verzehrt Ihr Kind zwischendurch zu hohe Eiweißmengen, so kann es viele Stunden später zur ganz erheblichen Blutzuckererhöhung kommen, da Eiweiß im Übermaß von der Leber in Zucker umgewandelt wird.

Fette

Fette sind der dritte Nahrungsbaustein. Ähnlich wie beim Eiweiß unterscheidet man auch hier zwischen Fetten tierischer und pflanzlicher Herkunft (Öle!). Fette tierischer Herkunft wie Schweineschmalz, Rindertalg in Hamburgern, aber auch Butter enthalten viel gesättigte Fettsäuren. Für Ihr Kind mit Diabetes, am besten aber für die gesamte Familie sollten Sie deshalb darauf achten, dass alle »Ihre Lieben« ausreichende Mengen von Fetten pflanzlichen Ursprungs, die mehrfach ungesättigte Fettsäuren enthalten, zu sich nehmen.

Das Cholesterin, das in Eiern reichlich vorkommt, wird übrigens als begünstigender Faktor für das Entstehen von Gefäßveränderungen später im Leben angesehen. 2 Eier in der Woche sind genug, wobei die in Nudeln enthaltenen Eier nicht mit eingeschlossen sind.

Unabhängig vom Diabetes gilt für alle Menschen die Empfehlung, dass mehr als die Hälfte (50–55 %) der täglichen Kalorien durch Kohlenhydrate geliefert werden. Der Fettanteil an der Gesamtkalorienmenge sollte hingegen nur 30 bis max. 35 % ausmachen. Mehr als die Hälfte des Fettverbrauchs sollte durch ungesättigte Fette, d.h. pflanzliche Öle, abgedeckt sein. Auch eine Einschränkung der Cholesterinzufuhr gehört zur gesunden, natürlichen Ernährung. Der Eiweißbedarf ist beim Kind und Jugendlichen wegen des Längenwachstums höher als beim Erwachsenen, sollte aber trotzdem 15–20 % der Gesamtkalorien nicht übersteigen. Wir wollen noch einmal darauf hinweisen, dass das verzehrte Eiweiß wie auch die Fette überwiegend aus pflanzlichen Quellen stammen sollten.

Diese grundsätzlichen Forderungen, betreffend das Verhältnis der drei Energieträger in der Nahrung zueinander sind Grundlage für die Erstellung eines Diätplans. Sie werden ihn mit Ihrer zuständigen Diätassistentin besprechen.

Keine Sorge: Eine auf das Gramm genaue Berechnung der täglichen Eiweiß- und Fettmenge, die ein Kind essen oder trinken sollte, ist nicht erforderlich und wird heute nicht mehr verordnet. Bei der so genannten »kalorienfixierten« Diät gehen wir später noch einmal darauf ein.

Weitere Nahrungselemente

Auch Vitamine, Mineralstoffe und Spurenelemente sind wichtige Nahrungsbestandteile. So benötigen wir z. B. das Vitamin C zur Stärkung der Abwehrkräfte oder den Mineralstoff Calcium, der in Milch in großen Mengen vorhanden ist, für den Knochenaufbau. Spurenelemente wie Jod, das z. B. für eine normale Schilddrüsenfunktion gebraucht wird, finden sich reichlich in Meeresfisch. Zink für die Haut und gegen Haarausfall wurde in seiner Bedeutung erst in letzter Zeit bekannt wie auch das Chrom.

Ballaststoffe spielen eine wichtige Rolle für die Verdauung. Sie sind v.a. in Gemüsen und Salaten enthalten und sind unverdaulich. Sie haben auf der einen Seite eine Verzögerung der Nahrungsaufnahme zur Folge, andererseits regen sie die Darmtätigkeit an und beugen einer Verstopfung vor. In üblichen Mengen gegessen, wirkt sich Gemüse wegen des hohen Anteils an Ballaststoffen nicht auf den Blutzucker steigernd aus. Man braucht es deshalb, bis auf wenige Ausnahmen wie Mais und frische grüne Erbsen, nicht auf die Kohlenhydrate anzurechnen. Die Anrechnung von Hülsenfrüchten wird unterschiedlich gehandhabt, bitte sprechen Sie sich deshalb mit der Diätassistentin Ihrer Klinik ab. In der Regel werden Linsen kohlenhydratmäßig nur eingeschränkt oder gar nicht mitberechnet. Allenfalls wenn Linsen mehrfach aufgekocht worden sind, werden sie in unserer Klinik berechnet, sonst nicht.

Zusätzliche Multivitamingaben sind bei Kindern und Jugendlichen mit Diabetes nicht erforderlich. Wie eigene Untersuchungen zeigen, besteht auch kein Mangel an den Spurenelementen Zink, Chrom, Kupfer und Selen.

Auf das Thema Alkoholgenuss bei Jugendlichen kommen wir in dem psychologischen Kapitel über die Ernährung zu sprechen.

Maßeinheit für die Energie

Die drei »Hauptbausteine« der Nahrung – Kohlenhydrate, Eiweiße und Fette – liefern die Energie, die unser Körper täglich braucht. Die Maßeinheit für die Energie sind die Kilokalorien (= kcal); der neuere Begriff, die KiloJoule (Kj), hat sich bislang noch nicht durchgesetzt.

1 g Eiweiß	= 4,1 kcal (oder, weil es sich besser rechnet, 4 kcal)
1 g Fett	= 9,1 kcal
1 g KH	= 4,1 kcal
1 g Alkohol	= 7,2 kcal

Diät-Essen mit Grenzen?

Eine Ernährungsplanung muss bei der weithin gebräuchlichen konventionellen Therapie sein.

Das Essen muss berechnet und verteilt werden. Im Rahmen der Ernährungsplanung berechnen Sie die tägliche Kohlenhydratmenge und verteilen sie auf die zeitlich festgelegten Mahlzeiten, wobei dies mit der Wirkung des gespritzten Insulins abgestimmt sein muss. Nur so lässt sich die Wirkung des Insulins »abfedern« und die gewünschte Normalisierung der »Blutzuckerkurve« erreichen.

Auf die Menge kommt es ebenfalls an. Reiner Zucker in Limonaden, in Wassereis oder in Zuckerwatte, aber auch Honig pur gilt im Sinne einer Diabetes-Diät als ungeeignet, da der Blutzucker nach dem Genuss solcher Speisen und Getränke viel zu schnell ansteigt. Auf der anderen Seite

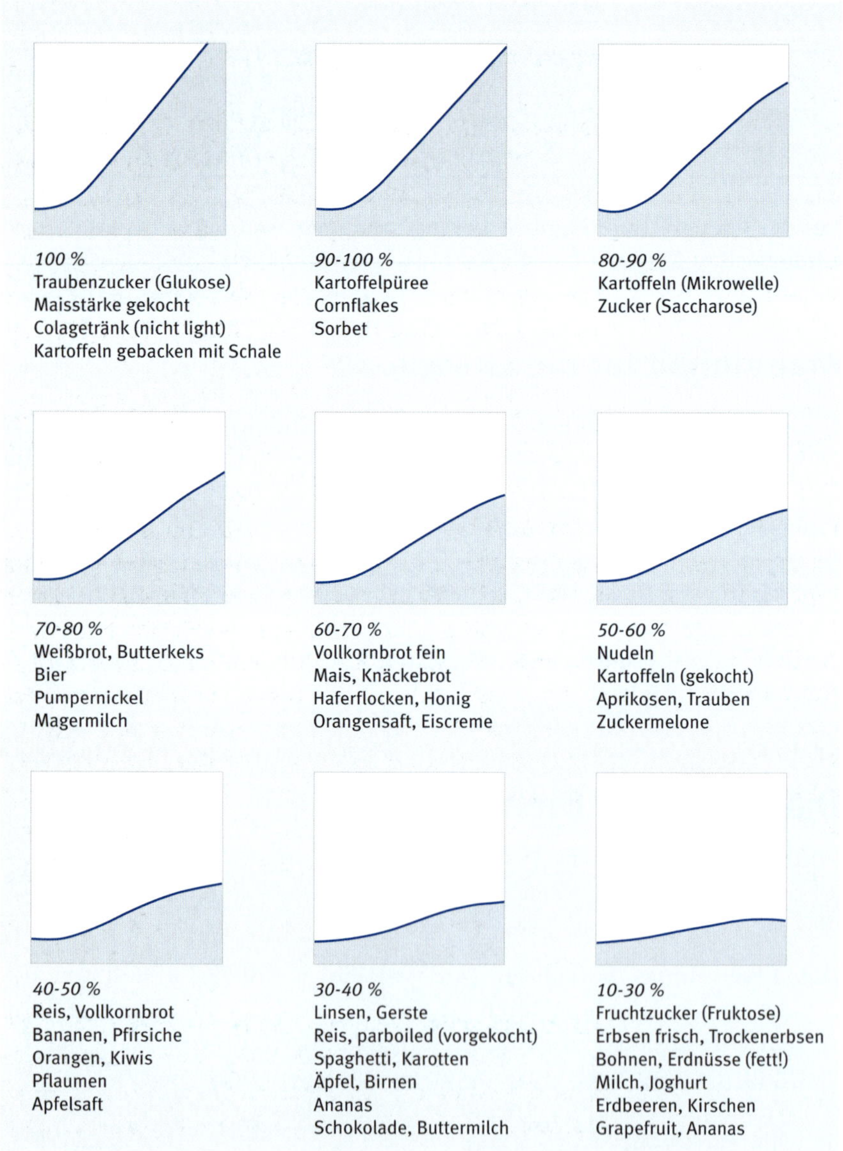

Blutzuckerverhalten verschiedener Nährstoffe (glykämischer Index)

kann Ihr Kind aber auch nicht einfach eine ganze Tafel »Diät«-Schokolade essen, nur weil auf der Packung steht: Für Diabetiker geeignet!

Wichtig ist die Zusammensetzung der Mahlzeit, besonders der Fettgehalt. Das Essen eines gewöhnlichen Schoko-Riegels mit Erdnüssen führt zu keinem wesentlich schnelleren Blutzuckeranstieg, wie man früher dachte, nur weil Haushaltszucker darin enthalten ist. Das reichlich vorhandene Fett aus dem Kakaoöl verzögert die rasche Aufnahme des Zuckers aus dem Darm ins Blut. Das Öl der Erdnuss trägt dazu noch bei. Der Kartoffelbrei, den wir alle einem Schoko-Riegel im Sinne einer gesunden Ernährung vorziehen würden, wird den Blutzucker jedoch schneller ansteigen lassen, einmal wegen seines beinahe ausschließlichen Kohlenhydratgehaltes, zum anderen braucht man ihn nur zu schlucken und nicht wie Spaghetti zu kauen. Auf die unterschiedliche Blutzuckerwirksamkeit der einzelnen Nahrungsmittel macht auch der so genannte glykämische Index aufmerksam, den der britische Arzt Jenkins als Erster aufstellte.

Anhaltend hohe Blutzuckerspiegel verursacht übrigens Pizza. Olivenöl, Käse und die bei Kindern vor allem beliebte Salami führen zu einer ganz langsamen und lang anhaltenden Zuckerfreisetzung.

Auch der Zeitpunkt der Mahl-«Zeiten« ist bei der konventionellen Therapie wichtig. Das Einhalten des Spritz-Ess-Abstandes bei großem Appetit, das »Essenmüssen« zu bestimmten Zeiten – auch wenn es nicht schmeckt – der Zwang, alles Aufgetischte auf seinen Kohlenhydratanteil abzuschätzen und dann entsprechend vollständig aufessen zu müssen, sind eine große Belastung. Aussehen und Geschmack mancher Diätprodukte oder Speisen werden von den betroffenen Kindern und Jugendlichen durchaus als eine Zumutung betrachtet. Vollkornnudeln erfüllen alle Bedingungen der gewünschten gesunden Ernährung, sie haben eine gute Wirkung auf die Blutzuckerkurve, sind für die Kinder aber nicht sonderlich attraktiv. Darauf wird im psychologischen Kapitel ausführlicher eingegangen.

Warum wird überhaupt noch eine »Diät« empfohlen?

Im Alltag

Die »Diät« wird auch heute für sinnvoll und weiterhin notwendig erachtet, weil sie, wie bereits erläutert, dazu beitragen kann, die Wirkung der Insulininjektionen auf den Blutzuckerverlauf günstig zu beeinflussen. So wird das Trinken von Milch, im Gegensatz etwa zum Apfelsaft, durch ihren Fettgehalt zu einer langsameren Freisetzung der in ihr enthaltenen Kohlenhydrate führen und somit Blutzuckerspitzen eher vermeiden helfen. Durch die Intensivierung der Insulintherapie haben sich aber neue Möglichkeiten beim Umgang mit der Diät im Alltag ergeben, so dass heute der Satz gilt:

Je »konventioneller« die Behandlung, desto wichtiger ist die Einhaltung der Diät, und je »intensiver« die Insulintherapie, desto »freier« die Ernährungsweise.

Dies bedeutet also, dass bei einer konventionellen Insulintherapie auf eine striktere Einhaltung der Essenszeiten und auch eine drastische Einschränkung der bis zur Diagnosestellung vertrauten Bonbons, Marmeladen, Honig und Erfrischungsgetränke geachtet werden muss als bei einer intensivierten Insulintherapie. Derartige Produkte lassen sich bei der konventionellen Therapieform schwer mit guten Blutzuckerwerten in Einklang bringen. Bei einer intensivierten Insulintherapie fällt der Umgang mit »normalen« Süßigkeiten leichter, da man durch das häufige Spritzen und ggf. auch durch eine zusätzliche Insulininjektion von Lispro- oder Aspartat-Insulin vor dem Verzehr den prompt resultierenden Blutzuckeranstieg abfangen kann. Es ist aber dafür unerlässlich, den Gehalt an Kohlenhydraten in den einzelnen Süßigkeiten zu kennen. Listen darüber erhalten Sie bei Ihrer Diätassistentin.

Zu besonderen Anlässen

Mit Hilfe der intensivierten Therapie ist es durchaus möglich, ein »Menü« mit Pizza, Tiramisu und normaler Cola einzunehmen. Dank des starken Fettgehalts der Gerichte geht es mit der richtigen Cola gut. Vorsichtig sollte Ihr Kind aber sein, wenn es abends in der Disco die Cola pur trinkt und sie dann mit einem Turbo-Insulin »abspritzen« will. Das Gleiche gilt auch für Bier, das allgemein als flüssiges Brot bezeichnet wird. Wir sind mit dem Gebrauch von LisPro-Insulin bei Alkoholgenuss sehr zurückhaltend.

Diabetiker-Bier enthält mehr Alkohol als gewöhnliches Vollbier.

Besser statt Bier ist ein trockener Wein. Um Unterzuckerungen vorzubeugen, muss beim Weintrinken nebenher etwas möglichst fetthaltiges gegessen werden wie Erdnüsse. Durch den Alkoholabbau in der Leber sind nämlich die Stoffwechselprozesse blockiert, die normalerweise bei der Unterzuckerung für das Anheben des Blutzuckerspiegels sorgen. Problematisch kann die Situation auch deshalb werden, weil Ihr Kind »benebelt« die Hypoglykämie-Symptome nicht mehr richtig wahrnehmen kann. Aber auch über den Fettgehalt der einzelnen Naschereien sollten Sie informiert sein. Dadurch kann Ihr Kind dem Entstehen eines Übergewichtes von Anfang an vorbeugen. So haben Erdnüsse wie erwähnt einen kaum spürbaren Effekt auf die Blutzuckerkurve wegen ihres Fettgehalts, zu viele davon machen aber gerade wegen dieses Fetts auf Dauer dick.

Zurück zum Alltag

Kommen wir auf die Vorteile des Insulinanalogs beim täglichen Essen zurück. Es geht ja im Alltag nicht darum, jetzt solch ein »Menü« wie gerade vorher beschrieben zu essen. Wenn Ihr Sohn in seiner Wachstumsphase einfach die doppelte Portion Nudeln »verdrückt« hat, weil sie ihm so gut schmeckten, dann kann er sich sogar nach dem Essen noch LisPro spritzen, da die Insulinwirkung so schnell einsetzt, wie der Traubenzucker aus der Nahrung freigesetzt wird. Bei fetten Speisen empfiehlt es sich unserer Erfahrung nach sogar, lieber gleich direkt nach dem Essen zu spritzen und nicht vorher, weil es sonst wegen der langsamen Aufnahme der Nahrung aus dem Darm zu Unterzuckerungen kommen kann. Wir hatten bei der Vorstellung des Insulinanalogs weiter oben darauf hingewiesen. Nur bitte die Injektion nicht vergessen, sonst gibt es eine unangenehme Überraschung !

Wie viele Mahlzeiten am Tag braucht Ihr Kind?

In der Regel erhalten Kinder 6 Mahlzeiten am Tag: ein erstes Frühstück und etwa 2–3 Stunden danach ein zweites im Kindergarten oder in der Schule. Sie gehören dazu wie das Mittagessen und eine nachmittägliche Zwischenmahlzeit und das Abendessen. Die Einhaltung der abschließenden Spätmahlzeit bereitet bei jüngeren Kindern ausgeprägte Schwierigkeiten. Es glückt selten, die Kinder ohne Mittagsschlaf bis etwa 20 Uhr wach zu halten. Jugendliche sind wegen der längeren Schuldauer und des somit meist späten Mittagessens oft gezwungen, einer drohenden Unterzuckerung durch ein drittes »Frühstück« kurz vor 12 Uhr entgegenzuwirken. Dies ist nämlich klassischerweise der Zeitpunkt, an dem das morgens injizierte Verzögerungsinsulin seinen Wirkgipfel erreicht. Wir sind auf dieses Problem beim Kapitel über die konventionelle Therapie eingegangen. Wenn die Klasse nun von einem Unterrichtsraum in den anderen »wandert«, bleibt erfahrungsgemäß nicht viel Zeit fürs Essen. Ein »Trinkpäckchen« mit Apfel- oder Orangensaft oder ein Müsliriegel sorgt hier für schnelle Hilfe. Bei der ICT kommt Ihr Kind aber vielleicht auch mit weniger Mahlzeiten aus, lesen Sie bitte dort weiter.

Bekommt mein Kind genug zu essen? Wie berechne ich den Energiebedarf meines Kindes?

Nach der Formel von Patricia White, einer berühmten amerikanischen Diabetesspezialistin, berechnet sich der Kalorienbedarf für Kinder im Alter zwischen 1 und 10 Jahren folgendermaßen:

Kalorienbedarf/Tag = 1000 kcal + 100 × Lebensalter (in Jahren)

Zum Beispiel bedeutet dies für ein Kind im Alter von 10 Jahren: 1000 + 100 × 10 = 2000 kcal/Tag. Wenn die Kinder älter als 10 Jahre alt sind, können Sie diese Faustformel nicht mehr anwenden. Bei Jugendlichen entwickelt sich der Energiebedarf je nach Geschlecht anders.

Junge Frauen brauchen im Durchschnitt etwa 1600 kcal pro Tag, junge Männer ca. 2500 kcal/Tag bei sitzender Tätigkeit.

Beim Sport verbraucht man mehr Energie. Im Kapitel Diabetes und Sport können Sie ausführlicher darüber nachlesen.

Warum gibt es verschiedene Diäten?

Bei der Umsetzung der »Diättherapie« in den Alltag ihrer Patienten haben die verschiedenen Kliniken trotz mitunter unterschiedlicher Empfehlungen ohne weiteres jeweils gute Erfahrungen gesammelt. Deshalb gibt es »die« Diabetesdiät schlechthin nicht.

Weitgehend Einigkeit besteht aber darüber, dass zur diätetischen Behandlung des Diabetes mellitus im Kindes- und Jugendalter bei konventioneller Therapie die Verteilung der für einen ganzen Tag veranschlagten Nahrungsmenge auf mehrere Mahlzeiten von ganz entscheidender Bedeutung ist.

Zwei verschiedene Systeme zur Steuerung der Nahrungszufuhr: Lange gab es in Deutschland zwei verschiedene Systeme, eine Kontrolle der Nahrungszufuhr in die Tat umzusetzen. Möglich war die Festlegung anhand der Kalorien oder Kohlenhydrate. Bei Kindern und Jugendlichen ohne Übergewicht wendet man die kalorienfixierte Diät praktisch heutzutage nicht mehr an. Letztlich bedeutet diese Diätform, dass entsprechend der oben erwähnten Verteilung der einzelnen Nahrungsbestandteile die »zulässige« Menge an Kohlenhydraten, Eiweiß und Fett gemäß ihrem Kaloriengehalt exakt festgelegt wird. Nur in »Abspeck-Kliniken« spielt dies eine Rolle. Für den Alltag wäre das mit einem nicht gerechtfertigten Aufwand an Berechnungen und Abwiegen verbunden, der auf Dauer nicht eingehalten werden kann. Sehr viel einfacher und selbst von Kindern zu beherrschen ist dagegen die kohlenhydratfixierte Diät.

Die kohlenhydratfixierte Diät ist heute die gängige Methode.

Die Nahrungsmenge wird hier nur entsprechend ihrem Kohlenhydratanteil festgelegt und berechnet.

Die Berechnung der Kohlenhydratmenge kann mit zwei verschiedenen Einheiten erfolgen. In den alten Bundesländern und Österreich hat man bis heute zur Berechnung der Kohlenhydratmenge an der seit mehr als 100 Jahren bekannten Broteinheit, die von dem deutschen Arzt von Noorden eingeführt wurde, festgehalten. In einer kleinen Scheibe Weißbrot von 25 g oder einer Scheibe Mischbrot von 30 g sind 12 g Kohlenhydrate enthalten. Man spricht daher von einer Broteinheit (BE). In den neuen Bundesländern und in der Schweiz verwendet man meist die

Kohlenhydrateinheit (KHE/KE), wobei 1 KHE 10 g Kohlenhydrate beinhaltet. Wahrscheinlich wird sich dieses dezimale Berechnungssystem in Zukunft im Hinblick auf europäische Vereinheitlichungsbestrebungen überall durchsetzen.

1 BE enthält 12 g Kohlenhydrate, 1 KHE enthält 10 g Kohlenhydrate.

Nach einiger Zeit haben Sie durch anfängliches regelmäßiges Abwiegen der Nahrungsmenge und Nachschauen in den einschlägigen Tabellen so viel Erfahrung und Augenmaß, dass BE oder KHE Ihnen schließlich als bekannte »Schätzgröße« dienen. Mehr sollten BE und KHE auch nicht sein. Damit Sie einen ersten Eindruck von einer derartigen Tabelle bekommen, haben wir hier einige von Kindern gern gegessene Süßigkeiten aufgeführt.

1 Calippo Cola	2,0 BE	87 kcal
1 Magnum Double	4,0 BE	383 kcal
Pudding 125 g	2,0 BE	120 kcal
Mousse au Chocolat 75 g	1,5 BE	160 kcal
KitKat 45 g	2,5 BE	235 kcal
Mars 60 g	4,0 BE	275 kcal
Milky-Way 30 g	2,0 BE	135 kcal
Kinderschokolade 12,5 g	0,5 BE	75 kcal
Kinder-Country 24 g	1,0 BE	130 kcal
Haribo Pfirsiche 2 Stück	1,0 BE	42 kcal
Gummibärchen klein 6 Stück	1,0 BE	44 kcal
Weinland 4 Stück	1,0 BE	44 kcal

* aus TRIAS ärztlicher Rat, »BE-Tabelle für die 433 wichtigsten Lebensmittel und Fertigprodukte«

Keinesfalls sollten Sie sklavisch Portionen auf das Gramm genau herrichten und von einem Apfel ein Stückchen abschneiden, nur weil er 5 g zu viel wiegt. Eine derartige Genauigkeit wäre völlig überzogen. Allein schon der unterschiedliche Reifegrad einer Banane mit verschiedenem Zuckergehalt veranschaulicht dies klar, denn andere Einflüsse als der geringe Gewichtsunterschied wirken sich auf den Blutzuckerverlauf viel stärker aus. Gar kein oder ein zu langer Spritz-Ess-Abstand gehören ebenso dazu wie Spritzen in »Beulen« oder auch eine anstrengende Bergtour.

Die Maßeinheiten BE oder KHE dienen nur als Schätzgröße.

Verteilung der KHE-Menge über den Tag

Zum Frühstück werden gewöhnlicherweise etwa 20 % der Gesamt-KHE veranschlagt. Zum 2. Frühstück erhalten die Kinder ca. 15 %, ein 3. Frühstück macht 10 % aus, während das Mittagessen als unsere traditionelle Hauptmahlzeit meist 25 % vorsieht. In der Regel wird die KHE-Menge beim Mittagessen »abgezogen«, wenn es ein 3. Frühstück unter der Woche gibt. Die nachmittägliche Zwischenmahlzeit ist meist ein kleiner »Snack«, nicht mehr als 10 % der Gesamt-KHE, weil auch die Insulinwirkung nachlässt. Zum Abendessen geben Sie etwa 20 % der Tagesmenge und zur Spätmahlzeit schließlich 10 %. Falls keine Spätmahlzeit möglich ist, weil Ihr Kind sehr bald nach dem Abendessen ins Bett geht, werden Sie mit der Normalinsulindosis reagieren müssen.

Für Ihren 6 Jahre alten Jungen könnte der KHE-Plan so aussehen:

Gesamtkalorienbedarf am Tag (s.o.): 1600 kcal. 50 % dieser Energiemenge sollen durch Kohlenhydrate geliefert werden. Also müsste der Junge 800 kcal allein nur durch Kohlenhydrate aufnehmen. Demzufolge müsste Ihr Sohn rechnerisch 800 : 4,1, also etwa 200 g Kohlenhydrate am Tag, zur Deckung seines Energiebedarfs erhalten. Da 10 g Kohlenhydrate aber 1 KHE ausmachen, bekommt der Junge also etwa 20 KHE am Tag. Wie sieht die Verteilung der KHE-Menge über den Tag in diesem Beispiel aus?

- 4,0 KHE zum ersten Frühstück
- 2,5 KHE zum zweiten Frühstück
- 5,0 KHE zum Mittagessen
- 2,0 KHE zur nachmittäglichen Zwischenmahlzeit
- 4,0 KHE zum Abendessen
- 2,5 KHE zur Spätmahlzeit.

Alternativ bei einer langen Unterrichtsdauer und den heute üblichen 2 großen Pausen wären:

- 3,5 KHE zum ersten Frühstück
- 2,5 KHE zum zweiten Frühstück
- 1,5 KHE zum dritten Frühstück
- 4,0 KHE zum Mittagessen
- 2,0 KHE als »Snack«
- 4,0 KHE zum Abendessen
- 2,5 KHE zur Spätmahlzeit

Wichtig ist bei solchen Plänen vor allem, dass Sie als Eltern alle Einzelheiten genau mit der Diätassistentin, die Ihr Kind betreut, abstimmen. Insbesondere sollten Sie die individuellen Ernährungsgewohnheiten Ihrer Familie und Ihres Kindes, aber auch den Tagesablauf in der Schule oder in den Ferien berücksichtigen. So ist es sicherlich sinnlos, einem Kind ein Mittagessen mit 4 KHE Naturreis vorzusetzen, wenn es Reis grundsätzlich nicht mag.

Fangen wir mit dem Frühstück an. Wenn Ihr Kind bisher Müsli gegessen hat, werden Sie sicher dabei bleiben. Essen Sie Brot, werden Sie zu 3 KHE Brot gerne einen Becher mit 200 ml (=1 KHE) Milch hinstellen, da Milch länger vorhält. Will Ihr Sohn aber zum Frühstück Brötchen essen, werden Sie Tee machen, denn 4 KHE entsprechen nicht einmal 2 Brötchen. In die Schule geben Sie einen kleinen Apfel und ein Vollkornbrot mit, dies sind die 2,5 KHE nach dem Plan. Zum Mittagessen von 5,0 KHE gibt es Kartoffeln, eine Riesenportion! Aber schließlich kommen ja noch Fleisch und Gemüse hinzu. Bei uns gibt es außerdem immer 1 KHE als Nachtisch, auch dadurch ist der Teller schon nicht so übervoll. Nachmittags reichen ein paar Kekse. Abends gibt es dann wahrscheinlich wieder Brot, Sie können aber auch mittags kalt und abends warm essen, dies spielt keine Rolle. Es kommt nur auf die KHE-Menge an. Zur Spätmahlzeit gibt es bei uns in der Klinik Joghurt und Knäckebrot, wegen der langsamen Zuckerfreisetzung hat sich in den letzten Jahren auch normale Schokolade bewährt.

Betrachten Sie bitte die Ihnen hier vorgestellten Beispiele immer nur als Anhaltspunkte, denn auch bei der Diät muss die Therapie stets den individuellen Besonderheiten und Vorlieben angepasst werden. Solche Diätpläne sollten auch immer wieder dahingehend besprochen werden, ob Ihr Kind überhaupt satt wird. Vor allem in den ersten Tagen nach Diagnosestellung erleben Sie immer wieder ein ausgeprägtes Hungergefühl der Kinder. Sie werden selbst erstaunt sein, welche Mengen Ihr Kind eigentlich essen kann. Nach etwa 6–8 Wochen hat sich das Essverhalten aber meist wieder »normalisiert«; der unbewusste Nachholbedarf aus der Zeit, kurz bevor der Diabetes diagnostiziert wurde, hat sich gelegt. Daher können Sie dann die KHE-Menge auch wieder etwas »zurücknehmen«.

Im Verlauf der Erkrankung sollte man nicht vergessen, die Kohlenhydratmenge den wechselnden Bedürfnissen des Kindes anzupassen.

Oft wird nämlich versäumt, die KHE-Menge beim Wachstumsschub in der Pubertät anzuheben. Wurst und Käse sind in dieser Phase übrigens beliebte »Sattmacher für zwischendurch«, weil sie in der Regel bei der Insulindosierung nicht mit angerechnet werden. Sie machen aber dick und können, wie bereits beschrieben, den Blutzucker auch kräftig erhöhen, wenn sie im Übermaß genossen werden. Deshalb sollten Sie Ihr Kind oder »älteren Nachwuchs« auch bei einer kohlenhydratfixierten Diät »sanft« daran erinnern. Lieber die Kohlenhydratmenge in Form von Obst erhöhen, als fälschlicherweise an KHE zu »sparen« und dafür vor allem Fett zu konsumieren. Andererseits sehen wir bei jüngeren Kindern immer wieder, wie Speisen durch Getränke ersetzt werden müssen, weil das Kind sein Nahrungspensum überhaupt nicht schafft. Das Spielen mit dem Essen, langsames Kauen, ja sogar das Verschieben von Speisen in die Wangentasche führt mitunter dazu, dass sich eine »Mahlzeit« fast bis zur nächsten hinzieht. Wir gehen im Abschnitt »Alles haben« darauf noch mehr ein. Von der medizinischen Seite her sollten in diesem Fall die Vorgaben geändert und an den Einsatz von Lis-Pro-Insulin gedacht werden.

»Diät« – keine Ausnahme von der Regel?

Im Alltag bereitet es immer wieder Schwierigkeiten, die notwendigen Ausnahmen von einer solchermaßen geregelten Ernährung zu gestatten.

Trotzdem wird es immer wieder Situationen geben, die diese Ausnahme nötig machen.

Typische Beispiele: Wie soll man bei Kindergeburtstagen oder auch im Urlaub verfahren? Denn hier ist mehr Flexibilität zum Wohl der Kinder und der Urlaubsstimmung gefragt.

Eine Verschlechterung der Stoffwechseleinstellung müssen Sie aber deshalb trotzdem nicht in Kauf nehmen.

Gut behelfen können Sie sich durch zusätzliche Insulininjektionen. Eine Portion Spaghetti mehr zum Mittagessen oder ein großes Eis nachmittags zusätzlich zum Kuchen können Sie mit einer zusätzlichen Injektion von Insulin vorher »blutzuckermäßig« gut bewältigen. Insbesondere das neue Insulin-Analog Lispro ist ideal für die Mahlzeit »zwischendurch«. Darauf sind wir schon im Abschnitt Turbo-Insuline eingegangen. Im Urlaub will vielleicht die ganze Familie im Restaurant zu Abend essen. Hier hilft – auch im Hinblick auf den Wunsch, am nächsten Morgen ausschlafen zu wollen – nur eine Umstellung der Therapie, wie bei den Übergangsformen der Therapie ausgeführt. Mehr essen zu können, sich richtig satt zu essen, ohne den Hunger immer nur mit Käse oder dem gesunden, aber bei Kindern nicht immer sonderlich beliebten Gemüse stillen zu müssen, das in bestimmten Mengen ja anrechnungsfrei ist, einmal Spaghetti »satt« – das ist oft eine positive neue Erfahrung. Solche Erlebnisse tragen dazu bei, dass die Kinder von sich aus auch bereit sind, eine Intensivierung der Therapie »anzupacken«.

Keine Diät mehr bei intensivierter konventioneller Insulintherapie?

Große Erleichterung ohne Diät

Die intensivierte konventionelle Insulintherapie stellt besonders für die Jugendlichen eine große Erleichterung dar – vor allem im Hinblick auf eine Lockerung der diätetischen Einschränkung. Zwar müssen sie häufiger Insulin spritzen, dafür können sie aber Zeitpunkt und Menge der Mahlzeit variieren – je nach Appetit und Laune. Der entscheidende Vorteil der ICT ist für viele Jugendliche, neue Freiheiten bei der Zusammensetzung der Nahrung zu haben. Reinen Haushaltszucker im Essen braucht man nicht zu verbannen. Die Aussicht, auch »normale« Süßigkeiten essen zu können, lässt sich mit dieser intensivierten Therapie tatsächlich realisieren.

Anfangs gehören zur Ausrüstung der Jugendlichen mit Diabetes auch Diätküchenwaage und Austauschtabelle. Damit bekommen sie schnell die KHE-Mengen einzelner Nahrungsmittel so gut »in den Griff«, dass es reicht, sie später nur noch abzuschätzen. Die Jugendlichen kennen meist sehr genau Menge und Gehalt an Kohlenhydraten z. B. in einer Tüte Pommes frites oder in einer Mini-Pizza.

Gibt es trotzdem Vorteile einer Diät?

Die übliche Art Ernährung von Jugendlichen ohne Diabetes ist oft alles andere als gesund. Die Speisen enthalten vor allem zu viel Fett. Übergewicht ist deshalb aufgrund unser Lebensgewohnheiten weit verbreitet. Wöchentliches Wiegen hilft, eine unerwünschte Zunahme des Körpergewichtes rechtzeitig zu erkennen – auch die Körperwaage gehört neben dem Blutzucker-Test zur Selbstkontrolle. So schön die Aussichten sind, wie die anderen Jugendlichen essen zu können und nicht mehr Außenseiter zu sein – die Fehler Gesunder müssen deshalb nicht kopiert werden. Außerdem, lohnt der ganze Aufwand? Denn bis auf weiteres ist der Zwang, bei einer nicht durch die Diät vorgegebenen Ernährung sich erst in die Fingerkuppe zu stechen, um einen Blutzuckerwert zu bestimmen, zu überlegen, wie viel Insulin man sich jetzt injizieren sollte und sich dann schließlich Insulin in das Unterhautfettgewebe des Bauches zu spritzen, nicht zu umgehen.

Das Warten bleibt

Das Warten bis zum Essen ist weiterhin Teil der täglichen Routine, wenn nicht gerade LisPro-Insulin im Pen ist. Ein solches, letztlich »unnatürliches« Verhalten gehört zum Alltag und muss erst einmal innerlich von den betroffenen Jugendlichen akzeptiert werden, auch im Hinblick auf die Umgebung. All dies stellt nach wie vor eine wesentliche Beeinträchtigung der Lebensqualität dar. So ist es nicht überraschend, dass die Jugendlichen die Ernährung als größtes Problem beim Diabetes betrachten.

»Diät« – was der Psychologe dazu meint

Diät mit Gefühl und Verstand

Viele Leute meinen, dass der Diabetes mellitus Typ 1 und seine Entstehung bei Kindern mit falscher oder übermäßiger Ernährung zusammenhängt. Dies ist nicht richtig und beruht auf vielen Vorurteilen, die sich leider aus Unkenntnis über den Diabetes bis heute äußerst zäh halten.

Es ist sehr wichtig für Sie zu wissen, dass der Diabetes Ihres Kindes nicht durch übermäßige Naschhaftigkeit oder falsche Essgewohnheiten ausgelöst wurde.

Die Bedeutung der Ernährung liegt also nicht in der Vergangenheit, sondern in der Gegenwart und der Zukunft Ihres Kindes. Mit solchen falschen Vorstellungen muss aufgeräumt werden, damit es nicht zu unbegründeten Schuldgefühlen kommt. Sie sollten deshalb auch völlig unbefangen an das Thema Ernährung bei Diabetes mellitus herangehen.

Diabetes-Diät – ein harmloses Gespenst?

Wenn Sie das Wort »Diät« hören, fallen Ihnen dazu meistens Verzicht, Einschränkung, Frustration und Genussfeindlichkeit ein. Solche Gedanken sind es auch, die Ihnen und Ihrem Kind in den Sinn kommen, wenn Sie den Begriff »Diät« im Zusammenhang mit Diabetes hören.

Ursprünglich bedeutete das aus dem Griechischen stammende Wort »Diaita« sinngemäß soviel wie »Die Einteilung des Lebens« oder auch »Lebensunterhalt«.

Erst später, im 15. und 16. Jahrhundert, wurde Diät ein medizinischer Begriff und meinte so viel, wie »sich der richtigen Ernährung entsprechend« zu verhalten. In dieser frühen Bedeutung des Wortes sind bereits wichtige Merkmale der heutigen gesunden Ernährung bei Diabetes mellitus enthalten, so wie Sie es aus den vorherigen Kapiteln kennen.

1. Das Essen ist über den Tag verteilt und die Mahlzeiten werden zu bestimmten Zeitpunkten eingenommen. Das heißt, es kommt zu einer gewissen »Einteilung des Lebens«, was die Ernährung betrifft. Dabei möchten wir aber auf die freiere Ernährung bei intensiviert konventioneller Therapie noch einmal hinweisen.

2. Es sollen solche Nahrungsmittel und Speisen bevorzugt werden, die für die Behandlung des Diabetes von Vorteil sind. Die Ernährung ist damit ein wichtiger Bestandteil der Diabetes-Behandlung.

3. Sowohl die Essgewohnheiten des Kindes als auch die der Familie sollten sich auf diese Veränderungen möglichst gut einstellen. Folglich wird nicht nur der Speiseplan umgestellt, sondern auch das bisherige Essverhalten der Familie.

Das wirklich Neue an der Ernährung ist demnach ihre Organisation. Keinesfalls kann von Verzicht oder einer kargen Kost gesprochen werden. Das wäre auch grundsätzlich falsch. Da die Kinder sich im Wachstum befinden, ist es von großer Bedeutung, dass sie sich nicht nur richtig, sondern auch ausreichend ernähren.

Kinder lernen essen

Das Essen gehört zu den Verhaltensweisen der Menschen, die sehr eng mit persönlichen Vorstellungen und Gefühlen verknüpft sind. Außerdem spielen beim Essen Tradition und Gewohnheiten eine feste Rolle. Bei Kindern hängen die Essgewohnheiten daher zum großen Teil davon ab, welche Essverhaltensweisen sie gelernt haben. Zusätzlich sind Alter und psychische Entwicklung von Bedeutung. Das muss bei der Planung und Durchführung der Ernährung bei Diabetes mellitus berücksichtigt werden.

Die Vorbilder sitzen am Tisch

Kinder lernen am meisten durch Abgucken und Nachahmung.

Eltern sollten wissen, dass das Essverhalten des Kindes sich vor allem an dem orientiert, was es bei den Eltern oder in der Familie sieht. Dies gilt besonders für jüngere Kinder. Aber auch ältere Kinder oder Jugendliche lernen durch Nachahmung. Allerdings suchen sie sich ihre Vorbilder nicht mehr in der Familie, sondern vor allem bei Freunden, Kinohelden oder anderen attraktiven Personen. Die Eltern haben dann kaum noch eine Chance, prägend auf das Essverhalten einzuwirken.

Auf Geschmack und Aussehen kommt es an

Die Umstellung der Ernährung bei Diabetes beginnt im Krankenhaus und führt häufig schon dort zu ersten Schwierigkeiten. Denn auch in Kinderkliniken gelingt es nicht immer, Zubereitung und Aussehen des Essens mit kindlichen Vorstellungen in Einklang zu bringen. Dazu kommen die fremde Umgebung und natürlich weitere Belastungen durch Unterzuckerungen, Spritzen oder die Blutzuckerkontrollen. Das alles kann den Appetit eines Kindes sehr ungünstig beeinflussen. In solchen Fällen müssen die Kinder zusammen mit den Mitarbeitern der Klinik rasch eine Lösung finden, damit das Kind das Essen nicht als Strafe empfindet.

Sie sollten sich nicht scheuen, auf unappetitlich wirkende oder schlecht schmeckende Speisen im Krankenhaus hinzuweisen und eine Änderung herbeizuführen. Wenn möglich, sollten die Kinder beim Essen immer eine Auswahlmöglichkeit haben und wegen des Diabetes nicht auf eine vorgegebene Mahlzeit fixiert werden, während andere Kinder auswählen oder ablehnen können.

Man muss natürlich unterscheiden, ob Ihr Kind tatsächlich aus geschmacklichen Gründen das Essen nicht annimmt oder ob es sich um eine Laune oder Trotz handelt. Doch zu diesem Thema später mehr.

Vorlieben des Kindes hilft Ernährungsplan einhalten

Persönliche Vorlieben des Kindes sollten weiterhin berücksichtigt werden.

Keinesfalls darf der Eindruck entstehen, dass die Ernährungsumstellung wegen des Diabetes mit Einbußen oder Verzicht verbunden ist. Eine Ablehnung der Kost und negative Gefühle ihr gegenüber lassen sich vermeiden, wenn persönliche Vorlieben und Wünsche Ihres Kindes auch weiterhin berücksichtigt werden. Das gilt ganz besonders für die Auswahl von Nachspeisen und Süßigkeiten für Zwischenmahlzeiten oder Extra-KHE beim Sport. So merkt Ihr Kind, dass es ernst genommen wird, dass Diabetes und Süßes sich nicht ausschließen, und es wird den mit seiner Beteiligung aufgestellten Speiseplan leichter akzeptieren.

Vorschulkinder und Diät – geht das?

Die Vorstellung über den Diabetes und seine Behandlung sind bei Kindern unter 6 Jahren durch ihre altersbedingt sehr konkrete Denkweise geprägt. Dies gilt besonders für die Ernährung. Für jüngere Kinder ist die Auswahl von Nahrungsmitteln nach Gesichtspunkten wie Kohlenhydratgehalt oder Fettanteil völlig unverständlich und daher ohne Bedeutung. Wie vieles andere in diesem Alter hängen Vorliebe und Abneigung für bestimmte Speisen davon ab, welche Erfahrungen das Kind bisher damit gemacht hat. Dabei wird das angebotene Essen danach beurteilt, wie es gerade schmeckt, wie es aussieht und wie interessant es ist. Daher ist verständlich, dass graue Vollkornnudeln mit einer bleichen Soße im Vergleich zu Spaghetti mit kräftig rotem Ketchup schon rein optisch geringe Chancen haben.

Vor allem bei jüngeren Kindern gehört das Essen zu den Dingen, die sie entdecken und ausprobieren wollen.

Während Erwachsene vorwiegend auf den Geschmack und auf die Sättigung beim Essen achten, beziehen Kinder Nahrungsmittel in ihre Erlebniswelt mit ein. Sie werden dabei häufig von den Eltern durch den Satz: »Spiel nicht mit dem Essen« gestört.

Alles sofort haben

Typisch für jüngere Kinder ist es, dass sie interessante Ereignisse kaum abwarten können und begehrenswerte Dinge sofort haben wollen.

Es fällt Kindern schwer, ihre Bedürfnisse im Zaum zu halten oder aufzuschieben.

Das hängt damit zusammen, dass in dieser Altersstufe Gefühle den meisten Einfluss auf das Verhalten haben. Diese kindlichen Eigenheiten kann man beim Essen sehr gut beobachten. Je jünger ein Kind ist, umso rascher möchte es seinen Hunger oder Durst gestillt haben. Wenn Kinder zwischen den Mahlzeiten Hunger bekommen oder nach dem Spritzen des Insulins auf das Essen warten müssen, wird ihre Geduld ebenso wie die der Eltern häufig auf eine harte Probe gestellt.

Nicht aufessen wollen

Vor allem Kinder unter 4 Jahren hören sogleich auf zu essen, wenn sie das erste Gefühl der Sättigung erreicht haben oder aber auch andere Aktivitäten für ihre Bedürfnisse an Bedeutung gewinnen.

Hier sollten die Kinder durch äußere Anregungen unterstützt werden, die nötige Mahlzeit aufzuessen. Dazu gehören Belohnungen, aber auch maßvolle Disziplin schadet nicht und hilft, feste Essgewohnheiten einzuprägen.

»Langsamesser«

Manche Kinder entwickeln sich zu ausgesprochenen »Langsamessern«, und der Verzehr eines Brötchens kann mitunter eine Stunde dauern. Das kann entweder an der Größe der Portion liegen oder daran, dass es dem Kind wirklich nicht schmeckt. Solchen »Langsamessern« sollte man die Portionen auf großen Tellern servieren, damit die Nahrungsmenge klein aussieht. Auch hilft es, wenn eine lustige Küchenuhr (z. B. mit Tiermotiven) gestellt wird. Das Kleinkind kann zwar die Ziffern nicht lesen, dafür aber den Weg des Zeigers verfolgen. Hat das Kind noch rechtzeitig vor dem Klingeln aufgegessen, kann es dafür eine kleine Belohnung geben. Scheint der »Langsamesser« eher den Geschmack der Speisen zu meiden, sollten Sie sich an die Ernährungsberatung wenden. Denn zu lange kann mit dem Aufessen nicht gewartet werden, sonst kommt es zu »Hypoproblemen«. Möglicherweise muss, wie oben erwähnt, auch die Therapie auf Lis-Pro-Insulin umgestellt werden. Eine weitere Möglichkeit besteht darin, in Absprache mit Ihrem Arzt ein schnell wirkendes Insulin ausnahmsweise nach dem Essen zu spritzen.

Essensprobleme – was können Sie tun?

Das grundsätzliche Problem bei der Anpassung des Essverhaltens von jüngeren Kindern ist ihre mangelnde Fähigkeit, sich mitteilen zu können und das Anliegen der Eltern zu verstehen. Daher müssen Sie sich mit dem Kind auf einer Ebene verständigen, die ihm vertraut und verständlich ist.

Änderungen behutsam vornehmen: Die Einführung von »neuen« Speisen und Esszeitpunkten bedeutet zunächst eine Veränderung vom gewohnten Verlauf und sollte daher behutsam vorgenommen werden.

Die Menge muss stimmen: Wichtig ist, dass das Kind mit der angebotenen Nahrungsmenge nicht überfordert wird. Es ist meistens einfacher, den verbliebenen Hunger des Kindes mit Nahrungsmitteln, die nicht berechnet werden müssen, zu stillen, als ihm die notwendigen Kohlenhydrate gegen seinen Willen zu verabreichen. Das kann ihr Kind zum »Langsamesser« werden lassen.

Mitmachen hilft: Sinnvoll ist es auch, die Kinder beim Kochen aktiv einzubeziehen. Jüngeren Kindern macht es meist Spaß, beim Kochen zu helfen. Salate putzen, Teig kneten oder Soßen rühren und kleine, einfache Mahlzeiten gemeinsam zubereiten erhält die natürliche Einstellung der Kinder zum Essen. Die Ernährung sollte also nicht wie ein Medikament oder »Therapeutikum« behandelt werden, sondern Spaß machen und schmecken.

Gemeinsamkeit hilft: Wie bereits erwähnt, können jüngere Kinder durch Nachahmung viele wünschenswerte, leider aber auch schlechte Essgewohnheiten erwerben. Daher ist es günstig, wenn die Familie das Essen zu einem gemeinsamen Ereignis werden lässt. Alle sollten die gleichen Speisen bekommen, keinesfalls darf das Kind mit Diabetes am »Katzentisch« landen. Das kann Probleme aufwerfen, wenn Geschwisterkinder da sind. Dieses Thema wird daher später noch gesondert behandelt.

Flexibilität hilft: Bei jüngeren Kindern können sich die Vorlieben für bestimmte Speisen rasch ändern. Was heute noch gut zu schmecken scheint, kann morgen schon verweigert werden. Das hängt mit der spielerischen Entdeckung und Ausreifung des Geschmackssinns zusammen und bedeutet nicht immer, dass das Kind sich dem Essen widersetzt oder besonders wählerisch ist. Daher ist es für Eltern wichtig, dass sie den Umgang mit Nahrungsmittel-Austauschtabellen beherrschen und flexibel auf die Wünsche des Kindes reagieren können.

Schulkinder: Aus dem Hunger wird Appetit

Mit zunehmendem Alter kommt es bei den Kindern zu wichtigen Veränderungen in ihrem Denken, Fühlen und Verhalten. Schulkinder fangen an, logisch zu denken und (erste) Zusammenhänge zu begreifen. Sie können sich besser ausdrücken und entwickeln bestimmte Vorstellungen über sich und ihre Umwelt. Der Umgang mit anderen Menschen bekommt ebenfalls eine besondere Bedeutung. Die Kinder beginnen, sich mit anderen zu vergleichen, sie nachzuahmen oder mit ihnen zu konkurrieren. Im Übergang vom Vorschul- zum Schulkind verändern sich auch die Empfindungen beim Essen. Für jüngere Kinder ist Hunger noch der Ausdruck von Bedürfnissen nach Nahrung, Sättigung, Nähe und Wärme.

Bei den Schulkindern kommen zunehmend persönliche Vorlieben hinzu.

Aus dem Hunger nach »etwas« entwickelt sich mit der Zeit der Appetit auf »etwas Bestimmtes«. Auch begreifen die Kinder den Zusammenhang zwischen Ernährung und Wachstum und möchten genauso groß, stark und flink werden wie ihre Vorbilder aus der Welt des Sports und des Films. Auch bei Schulkindern mit Diabetes spielt daher die Menge der Nahrung eine wichtige Rolle.

Beim Essen sollte man darauf vorbereitet sein, dass das Kind nicht immer satt wird.

Daher ist vorbeugend schon die Vorbereitung von zuvor geschilderten anrechnungsfreien Salaten, Gemüse oder Fleisch ratsam. Wenn das Kind aber oft über zusätzlichen Hunger klagt, sollte der Essensplan in Absprache mit dem Arzt und der Diätassistentin angepasst werden.

Im Schulkindalter ist es aufgrund des raschen Wachstums empfehlenswert, den Essensplan öfters zu überprüfen.

Essen im Jugendalter – die (un)kontrollierbare (Un)Vernunft?

Wie viele andere Regeln und Abmachungen wird auch die Einhaltung der Diät im Jugendalter nicht immer so genau genommen. Das ist typisch für diese Entwicklungsphase, die sich vor allem dadurch auszeichnet, dass die Jugendlichen bestrebt sind, sich dem elterlichen Einfluss zu entziehen. Dabei ist die Diät ein Symbol für Regelmäßigkeit und Kontrolle, also Dinge, die in diesem Alter besonders abgelehnt werden.

Wie mit vielen anderen Dingen experimentieren Jugendliche auch mit ihrem Diabetes und ihrer Ernährung.

Sie wollen sehen, wie sich der Verzehr von bestimmten »verbotenen« Nahrungsmitteln auf ihren Blutzucker auswirkt. Hinzu kommt, dass das Essen für junge Leute auch eine gewisse Lebenseinstellung bedeutet. Die beliebten »Hamburger«-Schnellrestaurants verlangen keine Tischmanieren und vermitteln gleichzeitig einen hohen Erlebniswert. Da die meisten Fast-Food-Restaurants ähnlich eingerichtet sind, geben sie Sicherheit im Auftreten und Verhalten. Außerdem sind kaum »störende« Autoritätspersonen anwesend. Gleichzeitig wird dabei die eigene finanzielle »Unabhängigkeit« in Form des Taschengeldes ausgelebt. Umgekehrt gibt es aber auch Jugendliche, die aus Sorge um die Umwelt oder aus Mitleid mit Tieren beispielsweise streng vegetarisch essen und Fast-Food ablehnen. Eine besondere Problemgruppe sind Jugendliche mit Diabetes, die gefährdet sind, übergewichtig zu werden.

Alkohol – dabei sein ist wichtig

Der Genuss von Alkohol ist für viele Jugendliche Ausdruck von Erwachsensein. Auch der Druck von Gleichaltrigen, beim Verzehr alkoholischer Getränke mitzumachen, trägt dazu bei, dass Jugendliche mit Diabetes diesem »Stolperstein« schwer aus dem Weg gehen können.

Wichtiger als das Verbot alkoholischer Getränke (das kaum beachtet wird) ist das Gespräch mit Jugendlichen über die Wirkung des Alkohols auf den Blutzucker.

Sie müssen wissen, dass Alkohol den Blutzucker verzögert und langanhaltend stark senken kann und deshalb zusätzlich Kohlenhydrate gegessen werden sollten, ganz besonders vor der Nachtruhe.

Eine generelle Regel für den Umgang mit Jugendlichen ist, dass strikte Verbote geradezu dazu provozieren, übertreten zu werden. Daher ist der zwar mühselige, aber Erfolg versprechendere Weg die ständige Gesprächsbereitschaft der Eltern und Betreuer.

Auch bei Diabetes wird genascht

Sie sollten nicht erwarten, dass Ihr Kind sich immer an die erwünschte Ernährung hält. Auch hier gilt der Satz, dass überall dort, wo es Regeln gibt, diese auch überschritten werden. Wichtig ist, dass der Umgang mit solchen Regelverletzungen den Umständen entspricht und es nicht zu pauschalen Reaktionen kommt. Wenn Ihr Kind außerhalb des Ernährungsplanes nascht, sollten Sie zunächst die folgenden Fragen klären, bevor Sie darauf reagieren:

Fragen zur Behandlung:

1. Wird Ihr Kind bei dem jetzigen »Diätplan« satt?
2. Ist Ihr Kind in letzter Zeit viel gewachsen?
3. Stimmt die gegenwärtige Insulindosis noch?
4. Hat Ihr Kind häufigere Unterzuckerungen als sonst?
5. Hat Ihr Kind öfters Zucker und Aceton im Urin?

Eine der natürlichsten Ursachen des Naschens ist der Hunger. Wenn Ihr Kind nicht satt wird, versucht es, seinen Hunger heimlich zu stillen. Das kann vermieden werden, wenn Eltern und Kindern bewusst ist, dass Diabetes-Kost keine Essen-Einschränkung, sondern Essen-Planung bedeutet. Häufige Unterzuckerungen wie auch Zucker- bzw. Acetonausscheidung im Urin weisen auf Unstimmigkeiten in der Behandlung hin, die zu wechselnden Hungergefühlen führen können. Größeren Hunger kann man durch Erhöhung der täglichen Kohlenhydrate in Abstimmung mit der Insulindosis begegnen. Zusammen mit dem Arzt kann die Insulindosis neu festgelegt oder der überfällige Schritt zu einer Intensivierung der Therapie vollzogen werden. Dabei wird auch überprüft, ob Ihr Kind gewachsen ist, also körperlich mehr Energie benötigt. Bei häufigerem Naschen sollten deshalb zunächst diese Fragen mit Ihrem Arzt abgeklärt werden, bevor nach weiteren Ursachen gesucht wird.

Fragen zum Verhalten und Umgang des Kindes:

6. Ist Ihr Kind in einer Übergangszeit (z. B. vom Vorschul- zum Schulkind)?
7. Bewegt sich Ihr Kind in letzter Zeit körperlich mehr als früher?
8. Sind in letzter Zeit neue Freunde hinzugekommen?
9. Haben sich im Umfeld Ihres Kindes Veränderungen ergeben?
10. Ist Ihr Kind in anderen Bereichen (z. B. Schule) auch unzuverlässig geworden?

Übergangsphasen und Belastungen wirken sich häufig auf das Essverhalten aus. Wenn sich das Kind in einer Übergangsphase befindet, werden viele gewohnte Verhaltensweisen aufgegeben und dafür neue erworben oder zumindest erprobt. Das ist natürlich und völlig unabhängig vom Diabetes. So kann ein jüngeres Schulkind lange Zeit mit Freude und Appetit die von der Mutter belegten Brote in der Schulpause essen. Ab einem bestimmten Alter möchte es aber lieber etwas am Kiosk kaufen wie die anderen Schulkameraden auch. Da das Kind sich nicht traut, das Schulbrot der Mutter abzulehnen, kauft es heimlich die Pausensnacks und wirft die Brote weg. Das Ergebnis ist – neben den Auswirkungen auf den Blutzucker – ein schlechtes Gewissen. Gerade das aber sollte im Zusammenhang mit dem Diabetes immer vermieden werden.

Ähnliche Probleme können auch durch neue Freunde entstehen, die nicht über den Diabetes Bescheid wissen. Hier kann es dem Kind schwerfallen, den Diabetes zu erklären oder »zuzugeben«. Um nicht aufzufallen, wird dann alles mitgegessen oder mitgetrunken, was auch die anderen verzehren.

Es ist hilfreich, von Zeit zu Zeit die Freunde Ihres Kindes nach Hause einzuladen. Auch der Kontakt zu den Eltern der anderen Kinder ist nützlich, um sie über Besonderheiten des Diabetes zu informieren.

Veränderungen im Leben des Kindes, wie etwa ein Schulwechsel oder Umzug, können ebenfalls zu Unregelmäßigkeiten in der Ernährung führen. Neue Lehrer, die vielleicht nicht genügend über den Diabetes aufgeklärt sind, können Probleme bereiten, und in einer neuen Umgebung mit neuen Freunden werden alte Gewohnheiten und Regeln schnell in Frage gestellt. Wenn Ihr Kind nicht nur beim Diabetes Probleme zeigt, sondern z. B. auch in der Schule oder im häuslichen Bereich gegenüber früher unzuverlässig oder lustlos wird, müssen noch andere Gründe hierfür gesucht werden. Je nach Alter können die beginnende Pubertät, der Einfluss von anderen Kindern oder Überforderungsgefühle zu einem Nachlassen in der Diabeteskontrolle führen. Nie sollten Erwachsene deshalb pauschal und unüberlegt auf Diätprobleme reagieren, sondern zuerst nachdenken, welche Gründe dahinter stecken.

Fragen zur Gefühlswelt und zum Familienleben des Kindes:

11. Ist Ihr Kind in letzter Zeit häufiger traurig oder zurückgezogener als sonst?
12. Hat Ihr Kind zur Zeit bestimmte (konkrete) Probleme oder Sorgen?
13. Gibt es in der Familie Veränderungen?
14. Hat sich Ihre Zeit für Ihr Kind verändert?
15. Hat sich Ihre Einstellung zum Diabetes verändert?

Häufige Traurigkeit, schlechte Laune oder Zurückgezogenheit sind Hinweise auf zugrunde liegende emotionale Probleme. Damit zusammenhängend kann es zu Veränderungen im Verhalten des Kindes kommen. Das betrifft auch das Essverhalten und die Einhaltung von Essensplänen. Finden Sie heraus, ob Ihr Kind zur Zeit besondere Probleme oder Sorgen hat. Wird es in der Schule gehänselt? Solche Gefühlsschwankungen können auch durch Veränderungen in der Familie ausgelöst werden. Dazu zählt z. B. die Geburt eines Geschwisterkindes, veränderte Arbeitszeiten der Eltern, andere Aufsichtspersonen, aber auch einschneidende Probleme wie Scheidung der Eltern oder schwere Erkrankung oder gar Tod eines Elternteils oder Geschwisterkindes.

Immer wenn bestimmte Belastungen von außen auf ein Kind einwirken, kann als Reaktion die Vernachlässigung von bisher gewohnten Verhaltensweisen die Folge sein. Kinder reagieren auch auf die Gefühle und die Einstellung ihrer Eltern. Wenn diese selbst eine Zeit haben, in der sie sich schwer tun, die alltäglichen Belastungen durch den Diabetes hinzunehmen oder durch andere Probleme beansprucht sind, kann das ihre Kinder mitbeeinflussen. Wenn dann auch noch von den Kindern erwartet wird, dass sie besonders gut »funktionieren«, kommt es häufig zu gegenteiligen Reaktionen.

In solchen Zeiten kann es helfen, die eigenen Ansprüche an die Diabetesführung etwas zu lockern, ohne dabei aber gleich die Kontrolle zu verlieren.

Essen als Seelentröster oder Zeitvertreib

Eine besondere Form von Diätproblemen stellt das zusätzliche Essen oder Naschen aus Kummer oder Traurigkeit dar. Vor allem bei Jugendlichen führen Liebeskummer, Streit mit den Eltern oder schulische Probleme oft zu Gefühlsschwankungen, die durch zusätzliches Essen ausgeglichen werden. Wie bei Erwachsenen kann auch bei Kindern und Jugendlichen vermehrtes Essen (vor allem von Süßigkeiten) kurzfristig zum Nachlassen von schlechter Laune oder Bedrücktsein führen. Daraus kann schnell eine Gewohnheit werden, indem bei Problemen oder einer Belastung »automatisch« zum Essen gegriffen wird.

Kinder essen mitunter auch aus Langeweile oder »nur so« zum Zeitvertreib. Auch das sollte man immer mit dem Kind oder Jugendlichen besprechen und versuchen, gemeinsam nach Lösungen zu suchen, ohne aber dabei gleich die Esskultur der Familie zur Diskussion zu stellen. Möglichst regelmäßige Essenszeiten und das Essen als Familienereignis sollten beibehalten werden.

Verständnis und Gesprächsbereitschaft der Eltern lassen – auch wenn sich ein Erfolg nicht sofort einstellt – die Kinder und Jugendliche doch spüren, dass sie sich trotz aller Schwierigkeiten jederzeit an jemanden wenden können und ernst genommen werden.

Erziehung zur gesunden Ernährung

Schon bei Säuglingen und kleinen Kindern ist die Geschmacksempfindung bereits sehr stark ausgeprägt. Sie können ausgezeichnet zwischen süß und sauer oder salzig und bitter unterscheiden. Das darf aber nicht mit dem durch Vorlieben geprägten differenzierten und verfeinerten Geschmack verwechselt werden. Dieser wird erst durch Erfahrung erworben und dabei hauptsächlich durch die Essgewohnheiten der Eltern geprägt. Diese Beeinflussung kann unbewusst oder unbemerkt ablaufen, indem die Eltern beim Einkaufen und Kochen »automatisch« eine bestimmte Auswahl treffen, welche Nahrungsmittel auf welche Art zubereitet werden.

Daneben gibt es die von den Eltern bewusst gesetzten Regeln, z. B. in Form von Tischmanieren oder Essenszeiten. Hier beginnt die Ernährungserziehung, die auch auf die Diabetes-Diät übertragbar ist. Damit dies nicht in einen Kampf zwischen den Forderungen der Eltern (oder des »Diätplans«) einerseits und den Verweigerungen der Kinder andererseits mündet, sollte die Ernährungserziehung behutsam, aber stetig und gemeinsam mit den Kindern erfolgen.

Übrigens ist Ernährungserziehung nicht an Diabetes oder an ein bestimmtes Alter gebunden. Erwachsene und Kinder jeden Alters, ob mit oder ohne Diabetes, können davon profitieren.

Vollwertkost nicht immer, aber immer wieder

Trotz aller Bemühungen um eine möglichst zwanglose Ernährung ist die Kost bei Diabetes nicht frei von bestimmten Auflagen. Daher sollte man sich gut überlegen, ob durch weitere Ernährungsregeln, wie etwa bei der Vollwertküche, nicht zusätzliche Belastungen und Einschränkungen für das Kind entstehen. Auf der anderen Seite spielt die Zusammensetzung der Nahrung für die Gesundheit eine wichtige Rolle. Die Vollwertkost basiert hauptsächlich – aber nicht nur – auf pflanzlichen Bestandteilen. Die Lebensmittel stammen meist aus biologischem Anbau und haben eine geringe »Verarbeitungsstufe«, d.h. sie sind so weit es geht naturbelassen. Dadurch wird ihre natürliche Zusammensetzung erhalten und kann so ohne größere Verluste Vitamine, Mineralstoffe und weitere wichtige Inhaltsstoffe für den menschlichen Organismus liefern.

Die praktische Bedeutung von Vollkornprodukten für den Blutzuckerverlauf wurde anhand des glykämischen Index bereits im vorherigen Kapitel besprochen. Wichtig ist, sich in Erinnerung zu rufen, dass z.B. die im Vollkornbrot enthaltenen Kohlenhydrate langsamer abgebaut werden als die im Weißbrot und damit der Zucker gleichmäßiger ins Blut gelangt. Andererseits sehen Vollkornnudeln oft grau(enhaft) aus und haben nur einen geringen Reiz auf Kinder. Fehlt dann auch noch das Ketchup, denn Ketchup ist eine 20–30%ige Zuckerlösung, so wird das Essen für viele junge Feinschmecker zur Qual. Die »rote Soße« gehört nun einmal zu den Lieblingsspeisen der meisten Kinder. Um dem nachzukommen, können Sie schmackhafte Soßen in Ketchup-Form selbst oder noch besser gemeinsam mit Ihrem Kind zubereiten. Der Vorteil ist, dass dieser »hauseigene« Ketchup nicht angerechnet werden muss, gut schmeckt und seine Herstellung Spaß macht. Zum Abschluss dieses Kapitels finden Sie das entsprechende Rezept, mit dem es dem Autor gelungen ist, selbst eingefleischte Ketchup-Fans zu erfreuen.

Ketchup natur

Zutaten für 2–3 Kinder:
800 g sehr reife Tomaten
Saft einer halben Zitrone
2 Esslöffel Tomatenmark
2 Esslöffel Tomatensaft natur
2 Teelöffel Distelöl
Süßstoff (flüssig)

Die Tomaten mit heißem Wasser übergießen und schälen (sollte vorsichtshalber von Erwachsenen gemacht werden). Kerne bitte entfernen. Tomaten mit dem Zitronensaft pürieren und mit dem Süßstoff abschmecken. 2 leere Ketchup-Flaschen (möglichst 500 ml-Fassung) auswaschen und anschließend in einem warmen Wasserbad liegend erwärmen. Einen Teelöffel Distelöl in jede Flasche geben und verteilen lassen. Flasche zu 3/4 mit pürierten Tomaten füllen, je einen Esslöffel Tomatensaft und das Tomatenmark dazugeben und kräftig schütteln. Fertig ist das Ketchup!

Selbstkontrolle und Kontrolle

Vor gut 25 Jahren war es noch üblich, dass Patienten mit Diabetes von ihrem Hausarzt einbestellt wurden zur Erstellung eines Blutzuckertagesprofils. Nüchtern vor dem Frühstück, mittags vor dem Essen und abends vor dem Abendbrot wurde der Blutzucker gemessen und anschließend eine Empfehlung zur Weiterbehandlung ausgesprochen. Die nächste Kontrolle fand dann nach 4 Wochen statt. Der Blutzucker bewegte sich in der Zwischenzeit natürlich in völlig anderen Bereichen als an diesem einen Tag in der Praxis.

Diese Zeiten sind glücklicherweise vorbei. Das Prinzip der Stoffwechsel-Selbstkontrolle hat sich allgemein durchgesetzt, und dadurch haben Eltern und ihre Kinder die Möglichkeit, Insulin, Essen und Bewegung in Gleichklang zu bekommen und den sich spontan ändernden Bedürfnissen anzupassen. Die Kinder und Jugendlichen selbst sehen oft nach gewisser Zeit in den Selbstkontrollen eine lästige Pflichtübung. Das ist aber die einzige Chance, den Diabetes »in den Griff« zu bekommen und nicht ständig nur von ihm bestimmt zu werden. Wir wollen Ihnen im Folgenden die einzelnen Methoden der Stoffwechsel-Selbstkontrolle vorstellen und auf die Untersuchungen eingehen, die auch heute noch von Medizinern durchgeführt werden müssen.

Urinteste

Testen der Zuckerausscheidung

Das Testen des Urins auf Zuckerausscheidung ist für viele der erste Berührungspunkt mit der Stoffwechsel-Selbstkontrolle. Als Sie vermuteten, dass etwas mit Ihrem Kind nicht stimmt, sind Sie vielleicht in die Apotheke gegangen, haben sich einen Teststreifen besorgt und sich dann wegen des positiven Ergebnisses an Ihren Hausarzt gewandt. Urintesten ist tatsächlich einfach.

Normalerweise scheidet der Mensch keine Glucose aus.

Steigt der Blutzucker aber über 160–180 mg% an, so wird die überschüssige Glucose über die Niere ausgeschieden. In unserer Fachsprache reden wir deshalb auch von der zu Beginn dieses Buches erwähnten »Nierenschwelle«. Sie liegt unterschiedlich hoch, beim jüngeren Kind meist etwas höher als beim älteren. Früher hat man sich darum bemüht, die Nierenschwelle genau auszutesten, da Urinteste praktisch die einzige Möglichkeit der Selbstkontrolle waren. Heute stellen die Urinteste nur noch eine Ergänzung zu den Routinekontrollen dar.

Nur bei Unklarheiten empfehlen wir, morgens einen Urintest durchzuführen.

Es kann nämlich mitunter sein, dass die Blutzuckerkonzentration morgens unterhalb des Nierenschwellenwertes liegt, dennoch aber nachts die Werte nach dem letzten Testen abends gegen 21 Uhr zunächst hoch gegangen sind. Dies macht sich dann in einer deutlichen Urinzuckerausscheidung bemerkbar. Durch häufige Blutzucker-Testungen verpassen Sie aber kaum den Trend, so dass die Urin-Teststreifen für Zucker- und Acetonausscheidung heutzutage meist nur noch bei Infekten zum Einsatz kommen.

Anwendung der Teststreifen: Der Umgang mit den Teststreifen ist einfach. Kurz in den Urinstrahl gehalten, können Sie nach wenigen Minuten anhand der Verfärbung des Testfeldes ablesen, wie hoch die Zuckerausscheidung (= Glucosurie) ist. Sie brauchen dazu nur den Teststreifen an die Farbskala auf der Box zu halten und die Zahl abzulesen. Vergessen Sie bitte nicht, das Testergebnis zu protokollieren, es geht sonst eine nützliche Information verloren.

Was sollte man bei der Urinzucker-Testung beachten?

- Das Haltbarkeitsdatum der Teststreifen sollte nicht abgelaufen sein.
- Die Teststreifen sollten vor der Anwendung nicht verschmutzt oder feucht geworden sein.
- Es sollte eine ausreichende Menge Urin auf beide Testfelder aufgetragen werden.
- Um das richtige Erlebnis zu erhalten, sollte man nicht zu früh oder zu spät ablesen → d. h. die zwei Minuten genau abwarten.
- Die Teststreifen sollten zum Ablesen des Ergebnisses exakt an die Box mit den anderen Teststreifen gehalten werden.

Warum trotzdem noch Blutzuckerteste?

Der Urintest ist ein semiquantitativer Test. Er zeigt Ihnen die Konzentration an und nicht die Ausscheidung in Gramm. Dies bedeutet, dass bei der Stufe 5 % 5 g Zucker in 100 ml Urin enthalten sind. Hat Ihr Kind aber gerade 1 Liter Tee getrunken, wird die gleiche Zuckermenge – 5 g in 1000 ml Urin gelöst – nur den Wert von 0,5 % ergeben. Daran können Sie erkennen, dass ein solcher Harnzuckertest mehr zur groben Orientierung geeignet ist als zur genauen Überprüfung der Stoffwechsellage. Nicht nur von der Trinkmenge, sondern auch vom Zeitpunkt der Blasenentleerung ist der Test abhängig, Informationen darüber, wie hoch der Blutzucker in den letzten Stunden war, liefert der Urinzuckertest nicht. Auch die Frage, welchem Blutzucker z.B. ein Urintest von 1 % entspricht, lässt sich nicht beantworten, wenn nicht ein Blutzuckertest gemacht wurde. Dennoch hat der Urintest seine Bedeutung nicht ganz verloren, da gleichzeitig mit der Glucosurie auch die Ketonkörper (Aceton) erfasst werden können.

Wie teste ich die Acetonausscheidung?

Aceton kann man bislang im Blut nur mit dem Teststreifen einer einzigen Firma testen, im Urin lässt es sich jedoch einfach nachweisen. Sie halten einfach den Teststreifen in den Urinstrahl. Nach 2 Minuten vergleichen Sie den Farbton des Teststreifens mit den Farbfeldern auf der Box. Der Lila-Ton auf dem Testfeld zeigt in seiner unterschiedlichen Farbintensität den Grad der Ketonkörperausscheidung an. Bitte schreiben Sie gleich nach den 2 Minuten, nach denen Sie das Resultat durch Farbvergleich an der Box ablesen, das Ergebnis auf. Es gibt auch Teststreifen, auf denen sich zwei Testfelder befinden: eines für Zucker wie gerade beschrieben und das andere für Ketonkörper. Normalerweise scheidet der Mensch keine Ketonkörper aus.

Was bedeuten Ketonkörper oder Aceton?

Aceton ist ein Abbauprodukt bei der Fettverwertung und wird bei Gesunden im Rahmen des Fastens oder bei jüngeren Kindern beim so genannten azetonämischen Erbrechen ausgeschieden, wenn sie nach mehrfachem Erbrechen überhaupt nichts mehr bei sich behalten können. Aceton ist eines von drei Ketonkörpern, wie man sie chemisch nennt. Aceton als wichtigste Substanz der Ketonkörper wird bei Diabetes vom Körper ausgeschieden, wenn der Körper nicht genügend Insulin hat und er demzufolge an seine Fettreserve gehen muss. Dies war wahrscheinlich bei Ihrem Kind bei Diagnosestellung der Fall. Es kommt auch später vor, wenn zwar Insulin gespritzt wurde, die Dosis aber z. B. bei einem Infekt einfach nicht ausreicht. Ein weiterer Grund ist emotionaler Stress, zu Hause beim Streit mit den Geschwistern oder in der Schule, wenn gerade eine Klassenarbeit »verhauen« wurde.

Somogyi-Effekt: Aceton im Urin kann auch anfallen, wenn Ihr Kind hungert. Eine früher häufig vermutete Ursache für eine Acetonurie morgens ist z. B. eine nachts abgelaufene Hypoglykämie. Sollte Ihr Kind nämlich nachts unterzuckern, so treiben die kontrainsulinären Hormone den Blutzucker wieder hoch. Wir besprechen dies auch im Kapitel »Wie behandele ich eine Hypoglykämie?«. Allerdings reagieren diese Hormone überschießend: Der Zucker geht hoch und zugleich wird notfallmäßig Energie aus dem Fettabbau bereitgestellt. Die Kombination von Aceton im Urin mit einer fehlenden oder geringfügigen Zuckerausscheidung lässt an eine solche Gegenregulation denken. Dieses Phänomen wird nach dem Arzt Somogyi genannt. Sie können den Somogyi-Effekt nachweisen, indem Sie morgens gegen 3 Uhr einen Blutzuckertest machen. Ist der Wert im Unterzuckerungsbereich, werden Sie die abendliche oder spätabendliche Basalinsulin-Dosis reduzieren müssen.

Dawn-Phänomen: Weitaus häufiger als der Somogyi-Effekt ist das Dawn-Phänomen, wir hatten es ausführlich im Kapitel über die ICT beschrieben. Hier sind die Werte für die Glucoseausscheidung morgens hoch und nicht niedrig wie bei der nächtlichen Gegenregulation.

Sollte einmal sowohl die Zuckerausscheidung als auch die Acetonurie deutlich vorhanden sein, dann hilft es nicht mehr, nur morgens zu testen. In diesem Fall müssen Sie jede Urinportion testen lassen und unbedingt Kontakt mit Ihrem Diabetes-Team aufnehmen, um das Gegensteuern zu besprechen. Denn sonst stellt sich eine Ketoacidose ein, die Übersäuerung des Blutes. Schließlich gehören nicht nur Aceton und die andere chemischen Verbindung Acetoacetat zu den Ketonkörpern, sondern auch die organische Säure Beta-Hydroxy-Buttersäure, die in einer solchen Situation stärker anfällt. Weitere Einzelheiten dazu lesen Sie im Kapitel Hyperglykämie.

Blutzuckerteste

Blutzuckerteste sind heute die übliche Methode der Stoffwechsel-Selbstkontrolle. Durch die Entwicklung der dornähnlich geschliffenen Lanzetten vor mehr als 20 Jahren sind die Blutzuckerteste möglich geworden. Allen mittlerweile zahlreich auf dem Markt befindlichen »Stechhilfen« ist das Prinzip eigen, dass die Eindringtiefe der jeweiligen Lanzetten in die Haut gesteuert werden kann. Dadurch lässt sich der Schmerz beim »Pieksen« ganz entscheidend reduzieren. Durch das Abschaffen der alten, schwertklingenähnlichen Lanzetten, die die Haut regelrecht aufgerissen haben, sind auch mehrfache Blutzuckertestungen bei kleinen Kindern durchführbar geworden.

Was sollte man bei der Blutzucker-Selbstkontrolle beachten?

- Das Haltbarkeitsdatum der Teststreifen sollte noch aktuell sein.
- Die Code-Nummer, die das Testgerät beim Einschalten anzeigt, sollte mit dem Teststreifen übereinstimmen.
- Die Teststreifen sollten zum Blutzuckermessgerät gehören.
- Die Batterie des Blutzuckermessgerätes sollte nicht leer sein.
- Das Messgerät sollte nicht starker Sonneneinstrahlung oder starkem Frost ausgesetzt sein.
- Verschmutzte oder nasse Teststreifen nicht verwenden, sie verfälschen das Ergebnis.
- Immer ausreichend Blut verwenden, da sonst ebenfalls das Ergebnis verfälscht werden kann.

Durchführung und Protokollierung

Vor dem »Pieksen« sollte sich Ihr Kind die Hände waschen, denn selbst kleinste Schmutzpartikel können das Ergebnis des Blutzucker-Tests verfälschen. Ein Abwischen der Fingerkuppe oder des Ohrläppchens, an dem der Stich mit der Lanzette auch erfolgen kann, mit Alkohol wird in der Klinik nur noch aus versicherungsrechtlichen Gründen gemacht. Dann machen Sie oder Ihr Kind die Stechhilfe und das Blutzuckermessgerät betriebsbereit. Ihr Diabetes-Team weist Sie in den Gebrauch Ihres eigenen Gerätes ein, entsprechend dieser Einweisung stechen Sie kurz in Ohrläppchen oder Finger. Am Finger sollte dabei möglichst seitlich gestochen werden und nicht direkt in die Kuppe. Bei Schulkindern empfehlen wir, die Innenseiten des Daumens und des Zeigefingers frei zu lassen, da das Schreiben in der Schule zu Irritationen nach dem Testen führen kann. Schon Vorschulkinder können lernen, sich selbst am Finger zu stechen. Mit neuen Stechhilfen ist auch ein Pieksen am Unterarm oder Daumenballen möglich.

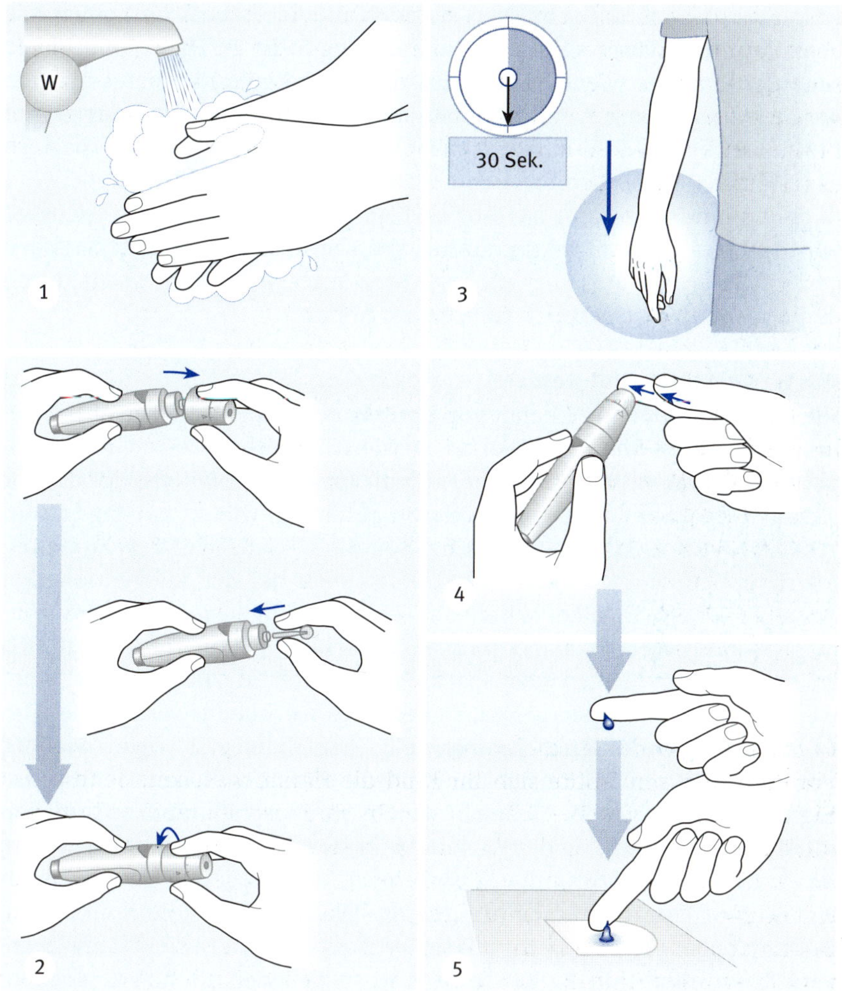

»Durchführung von Blutzuckertesten«. 1. Hände waschen. 2. Lanzette richten. 3. Hand einige Sekunden hängen lassen oder warm waschen. 4. Mit der Lanzette seitlich am Finger stechen. 5. Blutstropfen auf das Testfeld aufbringen.

Während früher ein recht großer Blutstropfen aus der Einstichstelle auf das Testfeld aufgebracht werden musste, reichen heute bei den »Mini-Geräten« winzige Blutmengen. Das Messergebnis wird Ihnen nach wenigen Sekunden angezeigt. Liegt das Ergebnis vor, sollten Sie bitte sofort den Wert in Ihr Testbüchlein eintragen. Verschiedene Firmen bieten unterschiedliche Hefte an. Jugendliche haben oft »keine Zeit« für das Aufschreiben. Manchmal schreiben sie auch nur irgendwelche Zahlen aus dem Kopf hin, damit sie »Ruhe haben«. Dies führt zu Hause und in der Ambulanz immer wieder zu Diskussionen. Im Kapitel Diabetes und Pubertät ist dem lästigen Aufschreiben daher ein eigener Abschnitt gewidmet. Glücklicherweise haben die Geräte aber eine Speicherfunktion, so dass sich die Werte abrufen lassen. Statt des Übertragens der Werte in ein Büchlein, aus dem dann das Auf und Ab der Blutzucker-Werte sichtbar wird, gibt es Computer-Programme, die die aus dem Blutzucker-Messgerät in den Computer überspielten Daten auch »verwalten« und dadurch den notwendigen Überblick verschaffen helfen.

Wie oft sollte getestet werden?

Die Häufigkeit der Teste hängt von unterschiedlichen Faktoren ab. Ist Alltag im wahrsten Sinne des Wortes, werden Sie seltener testen als im Skiurlaub oder wenn Ihr Sohn beim Fußballturnier mitspielt. Bei der ICT vor allem ist die Zahl der Testungen davon abhängig, wie oft am Tag Insulin gespritzt wird. Denn schließlich müssen Sie wissen, wie viele Einheiten überhaupt injiziert werden sollen. Aber auch bei der konventionellen Therapie sollten Sie nicht seltener als 4-mal am Tag testen: morgens, mittags, abends und spät. Dabei müssen Sie bei der späten Testung für sich entscheiden, ob dies vor der Spätmahlzeit erfolgen soll oder erst dann, wenn Sie selbst schlafen gehen. Sicher ist es wünschenswert, so viele Informationen wie möglich zu sammeln. Also nicht erst wieder vor der nächsten Injektion oder nächsten Mahlzeit testen, weil Ihnen 4 Teste am Tag empfohlen wurden. Vielleicht wollen Sie zwischendurch wissen, wie stark der Blutzucker-Anstieg nach einer bestimmten Mahlzeit oder vor allem nach einer bestimmten Süßigkeit ist, die Sie gerade ausprobieren wollen. Auf der anderen Seite muss die Diabetes-Behandlung im Alltag noch machbar bleiben. Denn 4 Teste am Tag bedeuten, auf 50 Jahre hochgerechnet, immerhin 70 000 Teste! Also sollte jeder für sich versuchen, ein vernünftiges Maß zu finden.

Zum Schluss noch einige Tipps

Etliche Gerätehersteller bieten Eichlösungen bzw. Kontrollchips für ihre Geräte an. Sie sollten damit Ihr Gerät in regelmäßigen Abständen »eichen«, da praktisch jedes Gerät gegenüber dem Laborwert andere Blutzucker-Werte anzeigt. Die digitale Anzeige täuscht eine Messgenauigkeit vor, die oft nicht eingehalten wird. Bei uns bringen die Eltern oder die Jugendlichen ihr Gerät mit in die Sprechstunde. Das Blut geht zur Messung ins Labor, und gleichzeitig wird eine Blutzucker-Bestimmung mit dem Apparat unserer Patienten gemacht, so dass eine gewisse Vergleichsmöglichkeit besteht.

Wenn ausgerechnet am Wochenende die Batterie des Gerätes leer wurde, können Sie sich sehr einfach behelfen, indem Sie einen Teststreifen benutzen, mit dem Sie die Blutzuckerkonzentration durch Farbvergleich gut abschätzen können. Wischen Sie nach einer Einwirkungszeit des Bluttropfens von 60 Sekunden auf dem Testfeld den Tropfen mit etwas Watte oder einem Tempotaschentuch ab, um dann nach weiteren 60 Sekunden das Ergebnis zu bestimmen. Auch hier gilt es, schon vor dem »Ernstfall« Erfahrung zu sammeln. Das häufige Stechen vor allem an der gleichen Stelle führt zu Hautveränderungen, die Sie durch Pflege mit Teebaumöl-Balsam gut wieder wegbringen.

Was bedeutet mg% oder mmol/l?

Die Menge des im Blut befindlichen Zuckers kann mit verschiedenen Maßeinheiten wiedergegeben werden. Wir verwenden in unserem Buch mg%. Damit Sie die Angaben in diesem Buch unabhängig davon, welche Maßeinheit bei Ihnen üblich ist, verstehen können, haben wir Ihnen beide Maßeinheiten in einer Tabelle gegenübergestellt (s. Umrechnungstabelle).

HbA1c

Diese Abkürzung ist in den letzten Jahren zum entscheidenden Begriff bei der Behandlung des Diabetes geworden. Was helfen die besten Insuline und die ausgewogene gesunde Ernährung, wenn wir nicht wissen, welchen Erfolg wir mit unserer Behandlung haben? Die »Entdeckung« dieses Wertes für die Langzeitkontrolle erfolgte eher zufällig. Ende der 70er Jahre begann er dann sich allgemein durchzusetzen.

Umrechnungstabelle

mg/dl ≥ mmol/l		mmol/l ≥ mg/dl	
40 ~	2,2	2 ~	36
50 ~	2,8	3 ~	54
60 ~	3,3	4 ~	72
70 ~	3,9	5 ~	90
80 ~	4,4	6 ~	108
90 ~	5,0	7 ~	126
100 ~	5,6	8 ~	144
120 ~	6,7	9 ~	162
140 ~	7,8	10 ~	180
160 ~	8,9	11 ~	198
180 ~	10,0	12 ~	218
200 ~	11,1	13 ~	234
220 ~	12,2	14 ~	252
240 ~	13,3	15 ~	273
260 ~	14,4	16 ~	288
280 ~	15,5	17 ~	306
300 ~	16,7	18 ~	324
350 ~	19,4	19 ~	342
400 ~	22,2	20 ~	364
450 ~	25,0	25 ~	450

Umrechnung: mg/dl × 0,056 = mmol/l; mg/dl entspricht mg%

HbA1c ist eine Abkürzung und bezeichnet eine ganz bestimmte Untergruppe (A1) des menschlichen Blutfarbstoffes Hämoglobin (Hb). Wir alle haben Zucker im Blut, ob wir Diabetes haben oder nicht. Dieser Zucker im Blut kann sich an Eiweiß anlagern. Ein Eiweiß, das Ärzte relativ einfach im Labor untersuchen können, ist das Hämoglobin. Bei Gesunden ist das Zuckerangebot an das Hämoglobin eher mäßig, deshalb finden sich nur 5% aller Hämoglobine mit einem Zuckermolekül angekoppelt. Kinder mit Diabetes haben aber eine höhere Blutzuckerkonzentration. Die Möglichkeit, dass sich bei ihnen Zucker an das Hämoglobin lagert, ist also viel größer. Das HbA1c ist also höher. Die Lebenszeit der roten Blutkörperchen beträgt etwa 3 Monate. Der HbA1c-Wert kann deshalb nur widerspiegeln, was sich im letzten Vierteljahr blutzuckermäßig abgespielt hat.

Wenn sie nun die Werte Ihres Kindes in der Selbsthilfegruppe besprechen, sollten Sie die unterschiedlichen Normalwerte kennen. Fast jedes größere Labor hat seine eigenen Normgrenzen.

Ein ganz wesentlicher Unterschied in den Werten besteht zwischen HbA1c und HbA1. Beim HbA1c wird nur das Hämoglobin gemessen, an das sich Traubenzucker angelagert hat. Beim HbA1 wird das Hämoglobin gemessen, an das sich auch alle anderen Zucker angelagert haben.

Das HbA1 ist sozusagen der Oberbegriff. Deshalb liegen die Werte auch um etwa ein Viertel höher. Die meisten Kliniken sind dazu übergegangen, HbA1c zu messen, da der Traubenzucker im Blut am meisten interessiert. Als Erklärung für den Begriff nimmt man gern auch verzuckertes Hämoglobin, besser ist der Ausdruck Blutzuckergedächtnis. Denn unabhängig davon, ob ich 4- oder 8-mal am Tag eine Blutzuckerkontrolle mache: zwischendrin ist der Blutzucker ja auch einmal hoch und dann wieder tief. Extreme kann ich mit dem Wert nicht erfassen, er sagt uns aber, ob das Zuckerangebot für die roten Blutkörperchen nun wesentlich oberhalb der Werte Gesunder war oder nicht. Bei Normalwerten Gesunder bis 5,7 % werden heutzutage bei Menschen mit Diabetes übrigens Werte unter 7,2 % angestrebt. Von diesen nahezu normalen Verhältnissen sind wir aber noch ein großes Stück entfernt. In der schon einmal zitierten Vergleichsstudie aus mehr als 100 Kinderkliniken stellte sich heraus, dass der Durchschnitt aller erfassten HbA1c-Werte im Jahr 2001 bei 7,5 % lag.

Gewicht

Bei der intensivierten konventionellen Therapie und beim Kapitel Diät hatten wir schon das Thema Gewicht angesprochen. Die Freizügigkeit, trotz »Diät« so »normal« zu essen wie gesunde Altersgenossen, führt bei Jugendlichen mit Diabetes ebenso wie bei ihren gesunden Altersgenossen leicht zum Übergewicht. Diese Fehler Gesunder können durch bewusste Ernährung vermieden werden, obgleich auch so, bedingt durch die weibliche Entwicklung, viele Mädchen deutlich an Gewicht zunehmen.

Vorbeugen ist auch hier besser, als durch rigorose Kalorienbeschränkung später mühselig das Gewicht zu reduzieren.

Auf der anderen Seite alarmiert ein Gewichtsstillstand beim wachsenden Kind. Ist die Stoffwechseleinstellung katastrophal oder seit Jahren die KHE-Menge nicht mehr angepasst worden? Dies muss mit dem Diabetes-Team geklärt werden! Eine ausreichende Kalorienversorgung ist notwendig, Hungerdiäten beim wachsenden Kind sind unangebracht.

Länge

Insulin ist, wie wir im Abschnitt »Wie wirkt Insulin?« beschrieben haben für das Längenwachstum unentbehrlich. Früher waren Kinder mit Diabetes im Durchschnitt ca. 5 cm kleiner als Kinder ohne diese Stoffwechselstörung. Eine gute Stoffwechseleinstellung ist dafür ausschlaggebend, dass dies heute bis auf wenige Ausnahmen nicht mehr der Fall ist. Eine chronische Unterversorgung mit Insulin sieht man in Deutschland nicht mehr. In den neu entstandenen Staaten Osteuropas begegnen uns aber auch heute noch solche Kinder. Neben dem Kleinwuchs weisen sie oftmals eine vergrößerte Leber auf, ein sog. Mauriac-Syndrom.

Diabetes und Pubertät

Die Pubertät ist, ob mit oder ohne Diabetes, für Eltern und Kinder eine aufregende und zum Teil anstrengende Zeit. Die körperliche und geistige Entwicklung verändert das Verhalten und das Denken der Jugendlichen. Das hält Eltern und andere Erwachsene häufig in Atem. Andererseits gibt es den Jugendlichen Gelegenheit, sich in neuen Rollen kennen zu lernen und damit Erfahrungen zu sammeln. Vieles davon dient dazu, die eigenen Grenzen und Möglichkeiten auszuprobieren. Dabei kann der Diabetes zu einer ständigen Quelle von Auseinandersetzungen zwischen Eltern und Kindern werden. Das Mädchen oder der Junge in der Pubertät fühlt sich bereits wegen der sichtbaren und spürbaren körperlichen Veränderungen anders als zuvor. Der Diabetes lässt sie ihre Andersartigkeit noch deutlicher erscheinen. Auf der anderen Seite gewinnen Freundschaften und Unternehmungen außerhalb der Familie eine große Bedeutung. Der Stellenwert von bestimmten Dingen im Leben der Jugendlichen wird neu geordnet. Dabei kann es passieren, dass der Diabetes, zusammen mit vielen anderen Pflichten, am Ende der Liste landet. Insulin spritzen, Blutzucker testen, Ernährungsplan beachten und Diabetes-Tagebuch führen, gehören dann eher zu den lästigen oder unbedeutenden Punkten des Lebens. Häufig wird der Diabetes auch vernachlässigt, damit das Gefühl der »Andersartigkeit« nicht noch zusätzlich hervorgehoben wird.

Nicht immer muss die Pubertät krisenhaft und anstrengend verlaufen. Vieles hängt davon ab, wie die Umgebung auf die Veränderungen reagiert und damit umgeht. Wir Erwachsenen können die Jugendlichen durch diesen spannenden Entwicklungsabschnitt begleiten und dafür sorgen, dass sie keinen Schaden nehmen. Dazu bedarf es an erster Stelle Geduld und Beharrlichkeit. Die Erfahrungen der Eltern aus der eigenen Jugendzeit können das Verständnis für das Lebensgefühl der Jugendlichen erhöhen. In diesem Kapitel sollen daher auch Ihre Erinnerungen geweckt werden, damit Ihre Geduld und Ihre Reaktionen dem stürmischen Verhalten Ihres Jugendlichen standhalten können.

Die Abschnitte der Jugendzeit

Die Jugendzeit ist ein Lebensabschnitt, der wie eine Brücke zwischen Kindheit und Erwachsenenalter liegt. Diese Zeitspanne wird in drei Entwicklungsschritte eingeteilt, die unterschiedliche Probleme aufwerfen können:

1. die frühe Jugend (12 bis 14 Jahre),
2. die mittlere Jugend (15 bis 17 Jahre),
3. die späte Jugend (18 bis 21 Jahre)

Jeder Heranwachsende erreicht diese Stufen etwas früher oder später als andere. Solche kleinen Unterschiede in der Entwicklung sind normal und gleichen sich später aus. Zum Beispiel fängt für viele Mädchen die frühe Jugendzeit heute bereits mit 11 Jahren an. Insgesamt hat sich die Pubertät in den letzten Jahrzehnten zeitlich vorverlagert, so dass Kinder heutzutage früher in das Jugendalter kommen.

Suche nach Antworten

Auf allen drei Altersstufen kommt auf die Jugendlichen eine Reihe von Veränderungen zu, mit denen sie sich beschäftigen müssen. Die vier wichtigsten Fragen, die Jugendliche sich dabei stellen, sind:

»Wer bin ich?« (Die Frage nach der eigenen Identität)
»Wie sehe ich aus?« (Die Vorstellungen über den eigenen Körper)
»Wer sind meine Freunde?« (Die Suche nach Zugehörigkeit)
»Wer bestimmt über mein Leben?« (Die Frage nach Unabhängigkeit)

Die oft unbewusste Suche nach Antworten treibt die Jugendlichen häufig zu Verhaltensweisen, die uns Erwachsene befremden. Sie müssen aber ihre eigenen Erfahrungen sammeln und vieles selbst ausprobieren. Fertige Antworten von Erwachsenen werden selten angenommen.

Wenn Sie die Fragen genau betrachten, wird auch deutlich, dass der Konflikt mit dem Diabetes nicht ausbleiben kann. Unweigerlich müssen sich die Jugendlichen mit ihrer Erkrankung auseinander setzen. Wie sie das tun und was unsere Aufgabe dabei ist, wird in den folgenden Abschnitten beschrieben.

Die frühe Jugend (12 bis 14 Jahre)

Die auffälligsten körperlichen Veränderungen finden meistens in dieser frühen Jugendzeit statt. Ein rasches Wachstum formt das kindliche Aussehen in Richtung Erwachsene. Viele Teenager sind mit diesen Veränderungen sehr beschäftigt. Häufig sind sie über ihr Erscheinungsbild verunsichert oder unglücklich. Sie überspielen es, indem sie sich die Haare grün färben oder typisch jugendliche Kleidungsstücke tragen.

Insulin in der Pubertät

Die Hormone, die für das körperliche Wachstum verantwortlich sind, können auch die Blutzuckerwerte durcheinander bringen und erschweren damit eine gute Diabeteseinstellung. Das liegt an der veränderten Wirkung des Insulins während des körperlichen Wachstums. Sie erinnern sich, dass das Wachstumshormon ein »Gegenspieler« des Insulins ist. Umgekehrt kann eine schlechte Diabeteseinstellung die körperliche Entwicklung und die sexuelle Reifung ungünstig beeinflussen. Sie wissen ebenfalls, dass unser Körper Insulin zum Wachstum und zur Reifung benötigt. Darüber müssen auch die Jugendlichen aufgeklärt werden. Solche Informationen können unter Umständen zu mehr Motivation und Einsicht bei der Diabetesführung verhelfen.

Die ärztliche Untersuchung

Körperliche Untersuchungen belasten in diesem Alter die Jugendlichen zusätzlich. Sie fühlen sich in ihrer Intimität gestört oder empfinden es als besonders unangenehm, genau betrachtet zu werden. Oft ist den Jugendlichen auch das leere oder unvollständige Diabetes-Tagebuch peinlich. Hier ist es wichtig, dass die ärztliche Untersuchung auf diese Empfindlichkeiten Rücksicht nimmt. Ein Kinderarzt weiß über die Besonderheiten der Entwicklung Bescheid und kann durch angemessenen Umgang mit den Jugendlichen diese natürlichen Hemmungen abmildern.

Häufig sitzen Jugendliche beim Arztbesuch scheinbar teilnahmslos am Tisch und hören sich das Gespräch der Erwachsenen an. In solchen Fällen kann es nützlich sein, wenn die Eltern die Jugendlichen allein mit dem Diabetes-Arzt oder der Diabetes-Beraterin sprechen lassen. Dadurch wird verhindert, dass Konflikte, die zwischen Eltern und Jugendlichen bestehen, auf das Diabetes-Team übertragen werden. Oft hilft es auch, wenn die Eltern bei der körperlichen Untersuchung nicht anwesend sind. Das gibt den Jugendlichen das Gefühl, ernst genommen zu werden. Leider können Sie nicht immer aussuchen, dass ein Junge von einem Arzt und ein Mädchen von einer Ärztin untersucht wird. Es hilft aber oft, wenn die Jugendlichen den Arzt oder die Ärztin bereits von früher kennen und sich nicht immer ständig neu von Fremden untersuchen lassen müssen. Unerlässlich bei der Untersuchung ist, dass die Spritzstellen genau angeschaut werden, da die Eltern dies bei Jugendlichen immer seltener tun (dürfen!).

Der Freundeskreis

Neben der körperlichen Entwicklung kommt es zu vielen anderen Veränderungen im Leben der Jugendlichen. Nicht nur die Schulklasse, sondern auch die Schulart kann gewechselt werden. Es kommen neue Interessen hinzu und alte werden aufgegeben. Dadurch lernen die Jugendlichen neue Freunde und Bekannte kennen. Insgesamt wird der Freundeskreis größer. Dabei kann es passieren, dass die Jugendlichen den Diabetes vor neuen Freunden oder Bekannten verschweigen, verstecken oder herunterspielen.

Ein 12 ½ jähriger Junge, der seit seinem 6. Lebensjahr Diabetes hat, fällt seiner Mutter durch hohe Blutzuckerwerte am Mittag und am Abend auf. Sie findet gelegentlich Papierreste von Süßigkeiten in den Taschen des Jungen und vermutet, dass er »heimlich nascht«. Er streitet alles ab und fühlt sich durch die Beschuldigungen ungerecht behandelt. Im Gespräch mit der Mutter in der Klinik erzählt sie, dass ihr Sohn wegen seiner schwachen Noten im Halbjahr eine Klasse zurückversetzt wurde. Zuvor gab es keine diesbezüglichen Probleme. Der Diabetes war in der alten Klasse bekannt und viele Mitschüler kannten den Jungen von Anfang an mit Diabetes. In der neuen Klasse wussten dagegen nur wenige oder keiner so richtig um den Diabetes. Für den Jungen war das eine Gelegenheit, endlich ohne Diabetes auftreten zu können. Direkt auf diesen Punkt angesprochen, sagte er: »Früher haben mich die Kumpels komisch angeguckt, wenn ich etwas Süßes am Kiosk gekauft habe. In meiner neuen Klasse war es denen egal.«

Die veränderte Umgebung gab hier Gelegenheit, den Diabetes »loszuwerden«. In diesem Fall fühlte sich der Junge erleichtert, denn die neuen Freunde kümmerte es nicht, was er wann gegessen hatte. Er nutzte die Chance, nicht anders zu erscheinen als die anderen. Jugendliche möchten so sein wie ihre Altersgenossen. Viele sind auch einfach zu bequem, erklären zu müssen, warum sie gerade jetzt etwas essen müssen oder warum sie nicht etwas anderes trinken sollen. Alles, was mit dem Diabetes zusammenhängt, lässt die Jugendlichen anders erscheinen und macht ihre Verschiedenheit noch bewusster.

Was Eltern tun können

Wenn aus Kindern Teenager werden, müssen sich die Eltern ebenfalls auf deren veränderten Bedürfnisse und Verhaltensweisen einstellen.

Nur nicht wie ein Kind aussehen!

Die appetitlichen Pausenbrote und die schicken Täschchen für die Blutzuckermessgeräte, die früher noch erwünscht waren, gehören jetzt der Vergangenheit an. Nicht weil Ihr Jugendlicher undankbar oder aufsässig ist, sondern weil alles, was nach »Kind« aussieht, abgelehnt wird. Jugendliche haben große Angst, sich vor anderen zu blamieren. Daher sollte die »Diabetesausrüstung« auch mitwachsen und die Bedürfnisse der Jugendlichen treffen.

Blutzuckermessgeräte oder Spritzhilfen wie die »Pens« sollten von den Jugendlichen selbst ausgesucht werden. Für Zwischenmahlzeiten wollen viele Jugendliche Geld haben, um sich selber etwas zu kaufen. Wenn das besprochen wird und die Eltern ungefähr wissen, was gegessen wird, ist das in Ordnung.

Der Dauerbrenner: Blutzuckerwerte eintragen

Das Tagebuch mit den Blutzuckerwerten verändert sich in dieser Zeit oft genauso wie die Schulhefte. Das Eintragen oder besser gesagt Nichteintragen der Blutzuckerwerte gibt zudem Anlass zu regelmäßigen Auseinandersetzungen. Die meisten Eltern und Diabetes-Ärzte bestätigen, dass die Tagebücher von Jugendlichen durch fehlende oder unwahrscheinlich erscheinende Blutzucker-Werte auffallen. Warum Teenager sich damit schwer tun, hat unterschiedliche Gründe und bedarf einer genaueren Analyse.

Blutzucker aufschreiben ist lästig: Wie die meisten Pflichten ist auch das Eintragen des Blutzuckers für viele Jugendliche einfach lästig. Sie finden, dass damit zu viel Zeit verschwendet wird, oder sie behaupten, sich die Werte genau merken zu können. Hier ist seitens der Eltern eine gewisse Beharrlichkeit erforderlich. Wenn es sein muss, führen Sie das Tagebuch wieder selbst und fragen immer nach den Werten oder versuchen, bei den Messungen zu Hause dabei zu sein. Der Teenager vom Typ »lästig« ist nach anfänglichem Murren oft dankbar, wenn auf diese Weise sein Leben erleichtert wird. Wenn Jugendliche mit Computern umgehen, können Sie ihnen Messgeräte empfehlen, die Blutzuckerwerte speichern und diese in den Computer übertragen. Eltern können die gespeicherten Werte ebenfalls abfragen. Es kommt darauf an, dass Ihr Diabetes-Arzt genügend Blutzucker-Werte zu sehen bekommt, um die Therapie beurteilen zu können.

Blutzucker aufschreiben ist Kontrolle: Viele Jugendliche empfinden die Fragen von Eltern nach ihren Schulnoten, ihren Freunden und auch nach ihren Blutzuckerwerten als Kontrolle. Sie fühlen sich überwacht oder bevormundet und wehren sich, indem sie keine Antworten geben oder die Blutzucker-Werte einfach nicht aufschreiben. »*Wenn meine Eltern einen hohen Wert sehen, fragen sie gleich, was ich gemacht habe*«, lautet der Kommentar eines 14 ½ jährigen Jungen.

Wenn Ihr Teenager sich kontrolliert fühlt, versuchen Sie, zu hohe oder zu niedrige Blutzucker-Werte nicht gleich negativ zu bewerten und reagieren Sie eher neutral. Fragen Sie auch nicht sofort nach dem Diabetes oder dem Blutzucker, wenn der Jugendliche das Haus betritt. Es kommt darauf an, dass Ihre Reaktionen mehr als allgemeines Interesse und weniger als Überwachung empfunden werden. Jugendliche sollten allerdings gelegentlich auch merken, dass Eltern sich Sorgen um sie machen. Auch wenn es häufig nicht so aussieht, brauchen Teenager diese Fürsorge, um sich den Eltern weiter zugehörig zu fühlen.

Beim Arztbesuch klagen Eltern häufig über die hohen Blutzucker-Werte oder über die dürftig geführten Tagebücher. Bei jüngeren Kindern hilft das manchmal, sie zu mehr Mitarbeit zu motivieren. Bei Jugendlichen kann es dagegen dazu führen, dass sie sich blamiert oder bloßgestellt fühlen und den nächsten Termin versäumen.

Blutzucker ist Privatsache: Wie bereits erwähnt, achten Jugendliche vermehrt auf ihre Intimsphäre. Sie mögen es nicht, wenn ihr Zimmer und ihre Schubladen von den Eltern zu oft besichtigt werden. Das Gleiche gilt für die Blutzucker-Werte. »*Das ist doch mein Blutzucker und geht niemanden was an*« ist eine häufige Argumentation von Jugendlichen.

Man sollte deshalb überlegen, warum Blutzucker-Werte verschwiegen oder versteckt werden. Wenn es tatsächlich darum geht, dass der Blutzucker als etwas Privates empfunden wird, können Sie darauf drängen, dass wenigstens der Diabetes-Arzt die Werte sehen sollte. Wenn allerdings Werte verheimlicht werden, nur weil sie hoch sind, sollten Eltern auch ihr eigenes Verhalten überprüfen. Jugendliche befinden sich in einer Situation, in der sie in der Schule und im Freundeskreis gewisse

Leistungen erbringen müssen. Das führt häufig zu Belastungen. Wenn Blutzucker-Werte gleichfalls unter diesen Leistungsdruck fallen, versuchen viele, sich dem Druck zu entziehen.

Betrachten Sie also Ihren Jugendlichen als jemanden, der versucht, seine »Eigenständigkeit« aufzubauen, der Sie und Ihre Hilfe aber trotzdem benötigt.

Der Diabetes ist nur ein Teil des Lebens

Eltern und Betreuer sollten besonders darauf achten, dass sich Jugendliche nicht zu sehr als »Diabetiker« fühlen. Sie können ihrer Tochter oder ihrem Sohn dabei helfen, dass der Diabetes an Einfluss auf sein Leben verliert. Geben Sie zu verstehen, dass sie oder er kein »Diabetiker« ist, sondern jemand, der Musik mag, Sport treibt oder anderen Interessen nachgeht und unter anderem auch Diabetes hat. Je vielfältiger das Leben eines Jugendlichen ist, umso weniger Bedeutung kommt dem Diabetes zu.

Versuchen Sie immer, den Kontakt zu neuen Freunden Ihres Jugendlichen herzustellen oder zu halten, auch wenn Sie öfters als Chauffeur einspringen müssen. Zu Beginn der Jugendzeit sind für Jugendliche Beziehungen zu anderen und der Austausch mit ihnen sehr wichtig. Das können Sie am besten an Ihrer Telefonrechnung sehen. Gleichzeitig verlieren Unternehmungen mit der Familie an Beliebtheit. Viele dieser Veränderungen werden oft von dramatischen Gefühlsausbrüchen und endlosen Diskussionen begleitet. Behalten Sie dabei nicht nur den Diabetes, sondern auch die gesamte Entwicklung Ihres Kindes im Auge.

Die mittlere Jugend (15 bis 17 Jahre)

Die Jugendlichen in diesem Alter haben zwar ihre körperlichen Veränderungen weitgehend akzeptiert, sie experimentieren aber weiterhin mit ihren Ansichten und ihrer äußeren Erscheinung. Die Eltern und das Diabetes-Team werden daher durch wechselnde Frisuren, Kleider, Ohr- bzw. Nasenringe und Tatoos überrascht. Die Denkfähigkeit und der sprachliche Ausdruck entwickeln sich weiter. Viele Jugendliche halten sich geistig anderen weit überlegen. Gleichzeitig steigt ihre Risikobereitschaft stark an, denn sie fühlen sich weitgehend als »unverwundbar«. Ein häufig benutzter Satz lautet deshalb: *»Was soll schon schiefgehen?«* oder *»Mir kann das nicht passieren«*. Gewagte Aktionen werden durchgeführt, ohne über die möglichen Folgen nachzudenken. Ein Teenager in diesem Alter weiß zum Beispiel sehr gut, wie es zu Unterzuckerungen kommt und was man dagegen tun muss. Im selben Atemzug wird aber entschieden, dass es überflüssig ist, Traubenzucker oder Ähnliches dabei zu haben, weil man genügend Geld hat, um etwas zu kaufen. Die Vorstellung, dass es einmal nicht so klappen könnte, wie man sich das denkt, wird kaum ernst genommen und durch endlose Argumentationen belegt. Spätestens in diesem Alter wird mit Nahrungsmitteln und besonders mit Getränken experimentiert. Manche Jugendliche probieren heimlich verschiedene Insulinmengen aus, um zu sehen, welche Wirkung damit erzielt wird.

Rauchen, Alkohol und Drogen: Neben eher harmlosen Auswüchsen können Rauchen, Alkohol und Drogen zu ernsthaften Problemen führen. Nach Einschätzung von Experten liegt das Einstiegs- oder Probieralter beim Rauchen zwischen 11 und 14 Jahren. Bei Alkohol liegt das Einstiegsalter bei ca. 15 Jahren und bei illegalen Drogen zwischen 16 und 18 Jahren. Die Jugendlichen brauchen realistische und glaubhafte Informationen über die Auswirkungen von Alkohol- und Drogenkonsum sowohl im Hinblick auf die allgemeine Gesundheit als auch auf den Diabetes.

Erste Partnerschaften: Die ersten ernsthaften Beziehungen zum anderen Geschlecht finden in diesem Alter statt. Was und wie viel bei Verabredungen zwischen Mädchen und Jungen passiert, hängt davon ab, wie weit die Jugendlichen entwickelt sind und wie sich ihre Freunde verhalten. Untersuchungen haben gezeigt, dass Jugendliche mit Diabetes etwas später ihre ersten sexuellen Kontakte haben als ihre nichtdiabetischen Altersgenossen. Das hat nichts zu bedeuten und hängt mit großer Wahrscheinlichkeit damit zusammen, dass Jugendliche mit Diabetes sich etwas langsamer von der Familie lösen. Das hat seine Berechtigung, denn eine zu frühe Ablösung aus dem Elternhaus würde die meisten Jugendlichen im Umgang mit dem Diabetes überfordern.

Was Eltern tun können

Die Erfahrung der meisten Eltern zeigt, dass die Konflikte mit den Jugendlichen in diesem Alter stark zunehmen. Die Entscheidungen und Vorstellungen der Eltern werden kaum angenommen, und auch bei der Diabetesführung kommt es häufig zu einem Bruch in der Zusammenarbeit.

Jugendliche ernst nehmen: Geben Sie den Jugendlichen das Gefühl, dass sie von Ihnen ernst genommen werden. Versuchen Sie, Gemeinsamkeiten zu finden, die keine Streitpunkte beinhalten. Allerdings sollten

Sie sich nicht aus der Behandlung des Diabetes zurückziehen. Die Forschung liefert dafür gute Argumente: Wissenschaftler haben beobachtet, dass Jugendliche, deren Eltern sich trotz aller Streitigkeiten weiter um den Diabetes kümmerten, bessere Blutzucker-Werte erzielten als Jugendliche, deren Eltern sich aus der Behandlung zurückzogen. Die augenscheinliche körperliche und geistige Entwicklung der Jugendlichen darf nicht darüber hinwegtäuschen, dass sie mit eigenständigen Aufgaben und Pflichten häufig überfordert sind. Sie sind emotional und von ihrer Motivation her noch nicht stabil genug, sich längere Zeit eigenständig um den Diabetes zu kümmern.

Die elterliche Betreuung des Diabetes ist in diesem Alter eine Gratwanderung zwischen Unterstützung und Kontrolle.

Wenn die elterliche Fürsorge als Kontrolle empfunden wird, löst sie Ärger und Verstimmung aus. Die Jugendlichen müssen immer wieder daran erinnert werden, dass die Fragen und Bemühungen der Eltern ihrer Gesundheit dienen und zu den natürlichen Aufgaben der Eltern zählen. Jugendliche scheinen Unterstützung eher anzunehmen, wenn Eltern sie fragen, »wie« sie helfen können. Konkrete Angebote wie Hilfe beim Aufschreiben der Blutzucker-Werte oder die Festlegung der Insulindosis werden besser akzeptiert, wenn die Jugendlichen sich selbst dafür entscheiden können. Sie sollten nicht das Gefühl haben, dass die Eltern sie damit ausspionieren oder schikanieren wollen.

Aufklärung ist wichtig: Jugendliche mit Diabetes sollten genauso über Sexualität und Verhütungsmöglichkeiten aufgeklärt werden wie andere Jugendliche. Viele von ihnen machen sich Gedanken über den Einfluss des Diabetes auf ihre Sexualität und ihre Anziehungskraft auf das andere Geschlecht. Viele Jungen haben schon etwas über Impotenz bei Diabetes gehört, wagen es aber nicht, danach zu fragen. Wenn dann die ersten sexuellen Kontakte nicht erfolgreich sind – was im Jugendalter häufig vorkommt –, wird es auf den Diabetes geschoben und führt zu unbegründeten Ängsten. Mädchen fragen sich, ob sie Kinder bekommen können und wie sich der Diabetes auf die Schwangerschaft auswirkt. Für diese Fragen sollten neben den Eltern auch die Betreuer in den Kliniken zur Verfügung stehen.

Wir Erwachsenen dürfen allerdings nicht darauf warten, dass Jugendliche diese Themen von allein ansprechen. Bei Diabetes-Schulungen und im Gespräch mit dem Diabetes-Arzt müssen diese Probleme an die

Jugendlichen herangetragen werden. Neuere Untersuchungen haben gezeigt, dass Jugendliche mit Diabetes sich mehr Gedanken über ihre Zukunft, über Familie und Kinderkriegen machen als nichtdiabetische Jugendliche. Das ist berechtigt, denn der Diabetes erfordert einen gewissen Aufwand für die eigene Gesundheit, den andere nicht leisten müssen. Unsere Aufgabe ist es, den Jugendlichen verständlich zu machen, dass sich der Aufwand lohnt. Wenn Mädchen erfahren, dass eine gute Diabeteseinstellung die Voraussetzung für eine unkomplizierte Schwangerschaft ist, können sie ihr Leben beruhigter planen.

Risiko ist alles

Obwohl Psychologen erforscht haben, dass Jugendliche mit Diabetes insgesamt weniger Gefahren und Risiken eingehen als andere, bleibt diese Altersstufe davon nicht gänzlich verschont. Mofa, Skateboard und andere rollende Gefährte fordern besonders die Nerven der Eltern. Aber auch das Ausprobieren von Alkohol und Drogen gehört oft zu Mutproben, die unter einem Gruppenzwang vorkommen.

Neben den allgemeinen Gefahren dieser Aktivitäten ist besonders auf die Wechselwirkung mit dem Diabetes zu achten. Mit Fahrrädern und Rollerskates werden hohe Geschwindigkeiten erreicht, die von den Jugendlichen besondere Aufmerksamkeit fordern. Niedrige Blutzuckerwerte vermindern das Reaktionsvermögen und den Gleichgewichtssinn. Das sollten Jugendliche oft genug hören, damit sie selbst Vorkehrungen dagegen treffen können. Das Gleiche gilt für die unterschiedliche Wirkung verschiedener Alkoholsorten und Drogen auf die Blutzuckerlage. Im Gespräch mit dem Diabetes-Arzt oder bei Schulungen in der Klinik müssen diese Themen ebenfalls aufgegriffen werden. Eltern sollten sich gleichfalls informieren, damit sie bei Diskussionen mit ihren Kindern entsprechend gewappnet sind.

Die späte Jugend (18 bis 21 Jahre)

In diesem Alter entspannt sich einiges in der Beziehung zwischen Eltern und Jugendlichen.

Es wird wieder einfacher, miteinander auszukommen. Schulabschlüsse und die Planung der beruflichen Ausbildung nehmen an Bedeutung zu. Die elterlichen Ratschläge werden wieder angehört und häufiger akzeptiert. Die Ziele der jungen Leute werden realistischer, und sie sind auch bereit, mehr Verantwortung für die Diabetesbehandlung zu übernehmen.

Die Eltern sollten ihre beratende Rolle beibehalten, aber den Jugendlichen genügend Raum lassen, sich selbstständig um die eigenen Angelegenheiten zu kümmern.

Die Arztbesuche werden in diesem Alter zunehmend von den Jugendlichen allein vorgenommen. Allerdings schadet es nicht, wenn sich die Eltern nach wie vor für die Behandlung interessieren und wissen, wie die Diabeteseinstellung ausfällt. Die Gruppe der Gleichaltrigen hat für die Jugendlichen in diesem Alter nicht mehr die große Bedeutung wie früher. Dafür werden einzelne Freundschaften oder Beziehungen wichtig und die künftige Lebensplanung rückt in den Vordergrund. Die Jugendlichen sollten die Möglichkeit haben, über diese Dinge mit ihren Eltern, Lehrern, aber auch mit den Betreuern in der Klinik zu sprechen. Der Diabetes-Arzt kann Auskunft geben über Berufe und Ausbildungsgänge, die für jemanden mit Diabetes vielleicht nicht optimal sind. Dieses Thema wird später in einem besonderen Kapitel angesprochen.

Vom Kinderarzt zum Internisten

In dieser Entwicklungsphase wechseln manche Jugendliche vom Kinderarzt zum Internisten. Der Wechsel sollte nicht erzwungen werden. Am besten entscheiden die Jugendlichen selbst, wie lange sie bei welchem Arzt behandelt werden wollen. Für manche fällt die Trennung von der Kinderklinik schwer, denn die jahrelange Zusammenarbeit hat eine Vertrauensbeziehung entstehen lassen. Ein 19-jähriger Junge kam nach dem ersten Arzttermin beim Internisten wieder in die Kinderklinik zurück. Der Grund: *»Die Schwestern dort waren ziemlich hart bei der Blutentnahme.«* Andere wollen zu einem Arzt, der sie als Erwachsene behandelt, und lösen sich leicht aus der Kinderklinik, wie ein ebenfalls 19-jähriges Mädchen berichtet: *»Es war toll. Die haben alle SIE zu mir gesagt und im Wartezimmer gab es keine schreienden Babys.«*

Wichtig ist, dass auch in dieser Phase die Jugendlichen nicht überfordert werden, sondern dass sowohl von den Eltern als auch von den Betreuern Hilfe angeboten wird.

Tipps für Eltern von Jugendlichen mit Diabetes mellitus

Nicht zu früh zu viel Selbständigkeit fördern

Lange Zeit haben Psychologen geglaubt, dass Eltern und vor allem Mütter sich zu viel und zu lange um den Diabetes ihrer Kinder kümmern. Dieses Verhalten wurde als »overprotection« bezeichnet und bedeutet ein Zuviel an Fürsorge oder Behütung. Man glaubte, Kinder könnten durch zu viel Fürsorge seitens der Eltern in ihrer Entwicklung gehemmt werden. Heute haben neuere Untersuchungen genau das Gegenteil erwiesen. Je mehr und je länger Eltern sich um den Diabetes ihrer Kinder kümmern, umso besser wird die Stoffwechseleinstellung gehandhabt.

Jugendliche und junge Erwachsene profitieren von der fortwährenden Hilfe ihrer Eltern bei der Diabetesbehandlung.

Weiter hat sich gezeigt, dass viele Jugendliche zwar körperlich in der Lage wären, vieles, was zur Diabetesbehandlung gehört, selbst durchzuführen. Aber es mangelt ihnen an der Motivation, dies über längere Zeit durchzuhalten. Daher sollten weder Eltern noch Ärzte und andere Betreuer zu früh zu viel Verantwortung an die Jugendlichen abgeben. Keineswegs darf man sich dabei am Alter orientieren. Es gibt keine Regel, die besagt, dass ein 14-Jähriger in der Lage sein muss, Tag für Tag zuverlässig die Insulindosis richtig anzupassen. Daher sollte die Selbstständigkeit im Umgang mit dem Diabetes Schritt für Schritt gemeinsam mit den Eltern erlernt werden.

Ermuntern Sie Ihr Kind zu mehr Selbstständigkeit, ohne es völlig sich selbst zu überlassen.

Diabetes geht die ganze Familie etwas an

Diabetes bei Kindern und Jugendlichen betrifft die gesamte Familie. Jugendliche sind, auch wenn sie mehr Zeit mit Freunden verbringen, nach wie vor ein Familienmitglied. Sie sollten immer integriert werden. Bei Schwierigkeiten mit dem Diabetes im Jugendalter muss die ganze Familie ihr Bestes geben, damit die Konflikte abnehmen und Normalität einkehrt. Die Jugendlichen sollten sich nicht allein gelassen fühlen, auch wenn sie sich manchmal so verhalten, als ob sie das wollten.

In der Jugendzeit sind höhere HbA1c-Werte »normal«

Die Schwierigkeit, bei Jugendlichen »den Blutzucker in den Griff zu bekommen«, zeigt auch das Ergebnis einer amerikanischen Untersuchung (DCCT) an 1441 Menschen mit Diabetes: Ein Teil von ihnen bekam eine herkömmliche Behandlung mit einer morgendlichen und abendlichen Insulinmischung aus Kurz- und Langzeitinsulin (konventionelle Therapie = KT). In der anderen Gruppe wurde einmal am Tag Verzögerungsinsulin gespritzt und dann immer vor den Mahlzeiten die entsprechende Menge Kurzzeitinsulin dazugegeben (intensivierte Therapie = ICT). Nach sieben Jahren hat man die HbA1c-Werte in den beiden Gruppen miteinander verglichen. Man wollte sehen, welche Behandlungsform zu besseren Ergebnissen geführt hat. Da etwa 14 % der Teilnehmer Jugendliche waren, konnten ihre HbA1c-Werte mit denen der Erwachsenen verglichen werden.

Der Vergleich zeigte zwei deutliche Ergebnisse:

1. Die intensivierte Insulintherapie hat zu einer besseren Diabetes-Einstellung geführt als die konventionelle Insulintherapie.
2. Unabhängig davon, wie der Diabetes behandelt wurde, hatten Jugendliche stets höhere HbA1c-Werte als die Erwachsenen.

	KT	ICT
Erwachsene	9,0 %	7,2 %
Jugendliche	9,8 %	8,1 %

Die Blutzuckerlage der Jugendlichen konnte demnach auch in einer sehr gut betreuten Untersuchung nicht die Werte von Erwachsenen erreichen.

Realistische Erwartung an die Blutzuckerlage knüpfen: Eine gute Blutzuckereinstellung ist nicht immer leicht zu erreichen. In der Jugendzeit ist das meist nicht möglich. Die körperlichen und hormonellen Veränderungen führen zu einer Wechselhaftigkeit in der Insulinwirkung und damit zu häufigen Blutzuckerschwankungen. Erschwerend kommt das ebenfalls schwankende Verhalten und das mangelnde Interesse der Jugendlichen am Diabetes hinzu. Setzen Sie für sich und für Ihren Jugendlichen daher realistische und erreichbare Ziele bei der Diabeteseinstellung. Zu große Erwartungen führen zwangsläufig zu Enttäuschung und Frustration. Kleine Schritte, die auch die Jugendlichen erreichen können, verhelfen zu Erfolgserlebnissen und fördern die Mitarbeit. Besprechen Sie mit Ihrem Diabetes-Team, welche Ziele für das Alter Ihres Kindes angemessen und normal sind. Seien Sie zuversichtlich, dass am Ende der Jugendzeit wieder bessere Werte auf Sie alle warten.

Nicht zu viel Mitarbeit von den Jugendlichen erwarten

Wie bei den HbA1c-Werten sollte auch von der Mitarbeit der Jugendlichen bei der Diabetesbehandlung nicht zu viel erwartet werden. Gleichzeitig ist es wichtig, selbst kleine Fortschritte und geringe Verbesserungen in der Mitarbeit der Jugendlichen positiv aufzugreifen.

Mutter: *Heute hast du ja nur zwei Blutzuckerwerte in deinem Buch. Hast du nicht mehr Blutzuckerteste gemacht?*
Junge: *Doch.*
Mutter: *Und warum steht nicht mehr drin?*
Junge: *Vergessen. Aber gestern habe ich alles reingeschrieben.*
Mutter: *Gestern, gestern. Aber was ist heute?*

Anstatt dass die Mutter die Bemühungen des Jungen vom Vortag lobt, geht sie nur auf seine Versäumnisse ein. In diesen Fällen wäre es angebrachter zu fragen »Wie kommt es, dass es gestern so gut geklappt hat?« Immer wenn schwierige oder problematische Dinge bei Jugendlichen etwas leichter oder einfacher funktionieren, sollten Eltern positiv darauf reagieren. Ohne Anerkennung geht auch im Jugendalter nichts. Allerdings müssen Eltern gelegentlich ein Vergrößerungsglas benutzen, um etwas Lobenswertes zu finden.

Eindeutigkeit bei Absprachen

Für Eltern und andere Betreuer von Jugendlichen gilt es, bei Abmachungen auf die Eindeutigkeit des Besprochenen zu achten.

Ein 15-jähriges Mädchen ruft am Nachmittag zu Hause an, weil sie länger bei ihrer Freundin bleiben möchte:

Mädchen: *»Mama ich komme später heim. Ich kann bei Michaela was essen.«*
Mutter: *Nein, du bist zum Spritzen heute Abend zu Hause.*
Mädchen: *Aber ich hab doch alles dabei.*
Mutter: *Du kommst heim und fertig.*
Mädchen: *Nee, das seh' ich gar nicht ein.*

Mutter: *Muss ich dich holen wie ein kleines Kind?*
Mädchen: *Ich will hier bleiben. Ich komme halt etwas später.*
Mutter: *Du bist unmöglich. Mach, was du willst.* (Legt auf).

Das Mädchen machte natürlich, was es wollte, und kam erst am nächsten Tag nach Hause. Wenn Jugendliche sich ganz verweigern, muss man eindeutige, überschaubare Forderungen an sie stellen. In diesem Fall hätte die Mutter festlegen können, dass das Mädchen ihren Blutzuckerwert und die Insulindosis telefonisch den Eltern mitteilt und zu einer bestimmten Uhrzeit, zum Beispiel 22:00 Uhr, nach Hause kommt.

Immer in Verbindung bleiben

Eltern sollten versuchen, die Diabetesbehandlung bei Jugendlichen, egal wie alt diese sind, im Auge zu behalten. Bieten Sie Ihre Unterstützung immer wieder an und zeigen Sie ruhig Ihre Besorgtheit, wenn dies angebracht ist. Aber lassen Sie sich und Ihren Jugendlichen nicht durch zu hohe Ansprüche und Erwartungen frustrieren. Fragen Sie Ihr Kind, bei welchen Problemen mit dem Diabetes Sie helfen können. Interessieren Sie sich für die anderen Aktivitäten des Jugendlichen und stärken Sie sein Selbstbewusstsein, indem Sie auch kleinere Erfolge loben. Lassen Sie Ihren Jugendlichen Verantwortung für die Diabetesbehandlung übernehmen, ohne dass Sie selbst Verantwortung abgeben.

Hypoglykämie

Was bedeutet Hypoglykämie?

Von einer Hypoglykämie – der Unterzuckerung – sprechen wir, wenn die aktuelle Blutzuckerkonzentration unter 50 mg/dl liegt. Eine Unterzuckerung tritt meist plötzlich auf und wird von Kindern nicht immer zuverlässig bemerkt. Deshalb müssen Eltern die typischen Anzeichen einer Hypoglykämie bei ihrem Kind kennen. Wichtig ist dann vor allem die richtige und schnelle Behandlung.

Die Notwendigkeit einer guten Stoffwechseleinstellung zur Vermeidung Diabetes-typischer Folgeerkrankungen war seit langer Zeit vermutet worden. 1993 wurden nun die Ergebnisse der amerikanischen DCCT-Langzeitstudie vorgelegt, auf die wir ausführlich im Kapitel über den Diabetes und seine Folgen eingehen. Durch eine Intensivierung der Behandlung konnte eine wesentlich günstigere Stoffwechseleinstellung erreicht werden. Auf der anderen Seite nahm aber gleichzeitig die Häufigkeit von Hypoglykämien eindeutig zu. Das Risiko, eine schwere Hypoglykämie mit Krampfanfall oder Bewusstseinsverlust zu erleben, stieg um etwa das Dreifache an.

Wie häufig ist eine Hypoglykämie bei uns?

Leichte, kurz dauernde Unterzuckerungen lassen sich bei der Behandlung des Diabetes nicht vermeiden. Sie sind beim älteren Kind und Jugendlichen aber in der Regel selbst bei gehäuftem Auftreten ohne schwerwiegende Auswirkungen für die weitere Entwicklung. Sorgen bereiten jedoch unbemerkte, lang dauernde nächtliche Hypoglykämien oder die schweren Hypoglykämien mit Krampfanfall oder Bewusstseinsverlust. Ernst zu nehmen sind diese Hypoglykämien vor allem bei Vorschulkindern, wir behandeln diesen Punkt deshalb auch bei der Vorbeugung noch einmal. Solche Zustände kommen in Deutschland statistisch gesehen pro Kind alle 7 Jahre vor. Andere Angaben drücken das Risiko in 100 Patientenjahren aus. Wenn also 100 Patienten pro Jahr von einer Klinik behandelt werden, so erleben 13 davon eine schwere Hypoglykämie.

Bei einer Nachuntersuchung an einer großen deutschen Kinderklinik konnte jedoch entgegen den amerikanischen Erfahrungen eine Zunahme dieser Rate durch eine Intensivierung der Therapie nicht beobachtet werden.

Über die Gründe kann man nur spekulieren.
Sind die Jugendlichen hier besser geschult, ist die Basalrate anders?

Was sind die Anzeichen einer Hypoglykämie?

Hypoglykämieanzeichen können in vegetative, psychiatrische und neurologische Symptome unterteilt werden. Gebräuchlicher ist aber die Einteilung in autonome (durch Adrenalinwirkung) und neuroglykopenische (Glucosemangel des Gehirns) Anzeichen. Die Wirkung des Adrenalins, eines unserer 4 Hormone, die dem Insulin entgegensteuern, hatten wir Ihnen schon ganz zu Anfang im Kapitel über die Wirkung des Insulins und seiner »Gegenspieler« erklärt.

Durch Adrenalin verursachte Zeichen der Hypoglykämie:	**Durch Energiemangel des Gehirns ausgelöste Symptome:**
Schwitzen, Wärmegefühl, Zittern, Unruhe, Herzrasen, Hunger, Bauchweh, Blässe im Gesicht, weite Pupillen, Angst und Kopfschmerzen	Müdigkeit, Mattigkeit, Konzentrationsstörung, Reizbarkeit, Verwirrtheit, Veränderung der Persönlichkeit, verwaschene Sprache, Sehstörungen, Probleme bei der Koordination der einzelnen Muskeln, Missempfindungen wie Kribbeln, schließlich Krampfanfälle und Bewusstlosigkeit.

Von schweren Unterzuckerungszuständen zu erfahren oder sie sogar zu erleben, stellt für die Eltern eine extreme Belastungssituation dar. In früheren Jahren waren wir deshalb auch außerordentlich zaghaft, den Angehörigen diese Zustände bis zur letzten Konsequenz zu beschreiben. Die Erfahrung hat aber gezeigt, dass nur eine umfassende Information in der kritischen Situation wirklich weiterhilft. Leider besteht häufig eine Unzuverlässigkeit der Zeichen, so dass die Kinder die Anzeichen nicht richtig wahrnehmen. Auf diese Hypoglykämie-Wahrnehmungsstörung gehen wir in einem späteren Kapitel ausführlich ein.

Skala der Symptome

B	100 mg %	= optimaler Wert
L	80 mg %	= Wohlbefinden
U	70 mg %	= Gegenregulation beginnt
T	60 mg %	= adrenerge Reaktion (autonome Anzeichen)
Z	50 mg %	= neuroglykopenische Zeichen beginnen
U	40 mg %	= Lethargie (Müdigkeit, Verlangsamung)
C	30 mg %	= Bewusstlosigkeit
K	20 mg %	= Krampfanfall
E	10 mg %	= bleibende Ausfallserscheinungen
R	0 mg %	= mit dem Leben nicht vereinbar

Hypoglykämie-Anzeichen ohne Hypoglykämie

Ein zweites Problem ist genau gegenteiliger Art. Die Patienten verspüren zwar die Anzeichen einer Hypoglykämie, haben aber keine Blutzucker-Werte im Unterzuckerungsbereich. Es besteht nämlich eine Abhängigkeit von der Geschwindigkeit des Blutzucker-Abfalles und von der Gewöhnung an zu hohe Blutzuckerwerte. Fallen die Blutzuckerwerte sehr schnell, z. B. von 300 mg% auf 100 mg%, verspürt Ihr Kind Anzeichen wie bei einer wirklichen Hypoglykämie. Auch wer über längere Zeit Blutzuckerwerte hatte, die im Durchschnitt deutlich über 200 mg% lagen, kann bei einem raschen Blutzuckerabfall auf Werte von 80 mg/dl Empfindungen wie bei einer wirklichen Hypoglykämie haben. Diese Zustände brauchen Sie jedoch nicht wie eine Hypoglykämie zu behandeln, die Blutzuckerwerte befinden sich ja nun im Normbereich. Deshalb sollten Ihr Kind oder Sie bei Verdacht auf eine Hypoglykämie wenn möglich immer erst einmal den Blutzuckerwert messen.

Der Leitsatz »erst messen, dann essen« gilt auch heute noch in aller Regel.

Bis das Ergebnis der Messung – es dauert heute nur noch wenige Sekunden – vorliegt, können Sie ja schnell schon in der Zwischenzeit eine Cola aus dem Kühlschrank holen, so haben Sie keine Zeit verloren.

Wie behandle ich eine Hypoglykämie?

Die ersten Symptome lassen sich durch die Gabe von schnell wirksamen Kohlenhydraten wie Traubenzucker, Honig, Zuckersirup, Orangensaft, Süßigkeiten ohne Schokoladenüberzug, normale Limonade und Cola sowie Obst wie z. B. Weintrauben oder Bananen relativ rasch beheben. Bewährt hat sich auch der Tipp, die Kinder vor allem bei nächtlichen Hypoglykämien nach solchen rasch aufgenommenen Kohlenhydraten zusätzlich auch Brot oder ähnlich langsam aufgeschlüsselte Nahrungsmittel essen zu lassen. Dadurch kann einem erneuten Abfall des Blutzuckerspiegels wirksam begegnet werden.

Wann sollte nachts der Blutzucker durch eine erneute Kohlenhydratzufuhr angehoben werden?

Bei einem Blutzuckertest zwischen 23 und 24 Uhr sollten, wenn der Blutzuckerwert

- über 120 mg/dl liegt – keine zusätzlichen Kohlenhydrate verabreicht werden;
- 100–120 mg/dl beträgt – nachgetestet werden, wenn an diesem Abend Sport getrieben wurde;
- 80–100 mg/dl beträgt – 0,5 KHE/BE, die langsam wirken, zugeführt werden;
- 60–80 mg/dl beträgt – 0,5 KHE/BE, die schnell wirken, sowie 1 KHE/BE die langsam wirkt, zugeführt werden;
- 40–60 mg/dl beträgt – 1 KHE/BE in »schnellen« Kohlenhydraten und 1 KHE/BE in »langsamen« Kohlenhydraten zugeführt werden;
- unter 40 mg/dl liegt – 2 schnell wirkende KHE/BE sowie mindestens 1 »langsame« KHE/BE zugeführt werden.

Bei Werten unter 80 mg/dl nach einer Stunde nochmals testen.

Es können individuelle Unterschiede bei den einzelnen Personen auftreten – dies sollte bei der KHE/BE-Gabe berücksichtigt werden.

Bei einem Krampfanfall oder Bewusstlosigkeit darf dem Kind nichts über den Mund verabreicht werden, wegen der Gefahr des Verschluckens während der Bewusstlosigkeit. Einen Glucose-Einlauf macht man höchstens im Diabetiker-Heim, das Personal dort kennt sich damit gut aus. Sie können zwar versuchen, dem Kind ein Plättchen Traubenzucker in die

Wangentasche einzulegen, für Sie bleibt jedoch jetzt nur die »Notfallspritze« mit dem Glucagon als schnelle Hilfe.

Glucagonspritze

Zu jeder Erstausstattung nach Diagnosestellung gehört Glucagon, das es als »Notfall-Besteck« in der Apotheke gibt. Das Hormon Glucagon wird in den Alpha-Zellen der Bauchspeicheldrüse gebildet. Seine Aufgabe ist es, den Blutzuckerspiegel anzuheben, Sie erinnern sich vielleicht an die Gegenspieler des Insulins. Glucagon fördert neben der Zuckerneubildung aus Eiweiß die Freisetzung des in der Leber gespeicherten Zuckers. Die Speicherform des Zuckers in der Leber heißt Glykogen. Sie stellt eine Reserve dar, die der Körper, vor allem aber das Gehirn in der Zeit zwischen den Mahlzeiten, nachts, bei besonderer körperlicher Anstrengung, aber auch im Notfall bei der Unterzuckerung mit Krampfanfall und Bewusstlosigkeit braucht.

Kinder und Jugendliche mit Diabetes mellitus haben ihre eigene Glucagonproduktion, Ausnahme sind die Jungen und Mädchen mit Mukoviszidose oder Thalassämie. Darüber hinaus verfügen sie noch über die drei weiteren bereits erwähnten kontrainsulinären Hormone, die die Blutzuckerkonzentration anheben. Mitunter erfolgt aber die Glucagonfreisetzung und die der anderen Hormone – abhängig vom Insulinspiegel – nicht so prompt wie im Notfall erforderlich. Zudem unterdrückt Insulin die körpereigene Glucagonfreisetzung. Dies gilt besonders, wenn Ihr Kind schon einige Zeit Diabetes hat. Deshalb sollten Sie bei einem solchen Notfall wie Krampfanfall oder Bewusstlosigkeit Glucagon geben.

Wie verabreiche ich Glucagon richtig?

Da Glucagon ein Hormon ist, muss es – genau wie Insulin – gespritzt werden. Die am meisten verwendete Besteckpackung enthält eine Spritze mit Lösungsmittel und ein kleines Fläschchen mit dem Hormon in Pulverform. Sie entfernen den Verschluss der Medikamentenampulle. Dann wird die Gummikappe von der Kanüle abgezogen. Als Nächstes stechen Sie die Spritze genau durch den kleinen Kreis in der Mitte des Gummistopfens der Flasche. Mit der Spritze wird das Lösungsmittel in die Flasche gebracht und das Pulver löst sich sofort auf. Bitte nur ganz leicht schütteln, sonst schäumt das Glucagon, und Sie haben Schwierigkeiten, das gelöste Glucagon aufzuziehen! Kinder unter 6 Jahren erhalten eine halbe Ampulle, jenseits diesen Alters eine ganze Ampulle. Gespritzt wird das Glucagon genau wie Insulin, also subkutan.

Jeder, der Insulin spritzen kann, kann auch Glucagon spritzen.

Verabreicht wird das Glucagon an den üblichen Injektionsstellen, meist am Oberschenkel. Sollte in der Aufregung das Glucagon jedoch einmal nicht subkutan verabreicht worden und intramuskulär geraten sein, macht das nichts aus, es ist dafür zugelassen, wie auch für eine intravenöse Injektion. Das Glucagon, das nicht mit Glucose, dem Traubenzucker, verwechselt werden darf, braucht einige Minuten, bis es wirkt. Wie aber oben gesagt, muss der »Leberspeicher« gefüllt sein, damit das Glucagon wirken kann, der Vorrat an Zucker in der Leber hält jedoch im besten Fall nur 18 Stunden vor. Nach ganztägigem Sport, massiver Anstrengung bei einem Marathonlauf oder auch nach einem Fastentag wirkt deshalb Glucagon oft nicht, wie auch nach übermäßigem Alkoholgenuss. Wenn ärztliche Hilfe zur Verfügung steht, wird auf jeden Fall Traubenzucker in die Vene gespritzt, da die Glucose unabhängig von der körpereigenen Hormonregulation den Blutzuckerspiegel zuverlässig sofort anhebt.

Unangenehme Nebenwirkungen des Glucagons sind Übelkeit und Erbrechen. Die Kinder können deshalb manchmal ihre nächste Mahlzeit nicht in gewohntem Maße essen und brauchen stattdessen Tee mit Traubenzucker und Zwieback. Da Sie nicht wissen, ob Ihr Kind nicht noch einmal unterzuckert, sollten Sie auf jeden Fall nach dem Aufwachen zusätzliche KHE geben. Saft trinken lassen – mindestens 2–3 dieser schnellen KHE – und Kekse oder Zwieback, damit die Wirkung vor allem nachts lange vorhält.

Der Gebrauch des Glucagons ist technisch nicht schwer. Aber im Ernstfall können Sie nicht erst die Gebrauchsanweisung lesen. Vergewissern Sie sich daher, ob Sie oder sonst jemand bei Ihnen zu Hause außer Ihrem Kind mit Diabetes mit dem Glucagon umgehen kann. Wichtig ist dies auch bei Freizeiten oder z. B. bei der Interrail-Tour nach dem Abitur. Der beste Freund Ihres Sohnes, die beste Freundin Ihrer Tochter oder ein Betreuer sollte Ihnen den Gebrauch des Glucagons vorher demonstrieren.

Schauen Sie bitte übrigens von Zeit zu Zeit in den Kühlschrank, wo Sie das Glucagon wie das Insulin lagern. Es ist auch nur eine bestimmte Zeit haltbar.

Abschließend noch ein Tipp: Sollte Ihr Kind einmal wegen einer schweren Hypoglykämie im Urlaub in die Klinik kommen, ist ein »SOS«-Anhänger an einer Halskette recht nützlich. Das Personal dort braucht nur die Kapsel aufzuschrauben und weiß dann bei Kenntnis der Diagnose rasch und effektiv zu handeln.

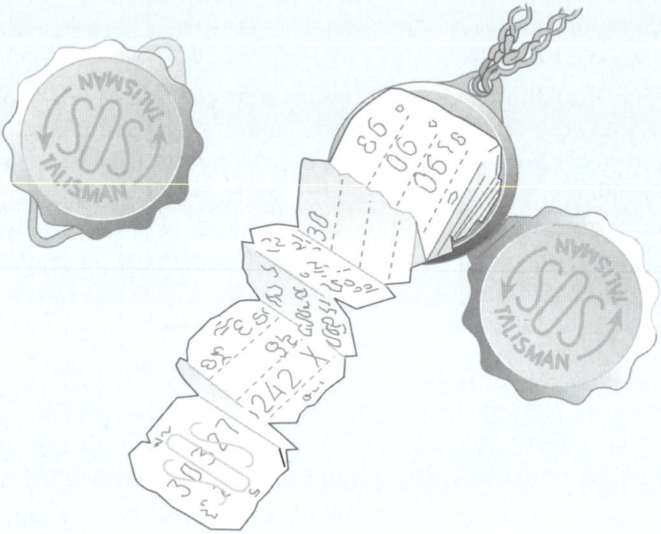

SOS-Anhänger

Wodurch kommt es zu Hypoglykämien?

Wichtig für die Vermeidung einer erneuten schweren Hypoglykämie ist die Klärung der Frage, wie es überhaupt zu einer so akut bedrohlichen Situation gekommen ist. Die Ursachen liegen immer in einem Missverhältnis von Insulin zum Kohlenhydrat-Angebot.

Die häufigsten Ursachen für eine Unterzuckerung sind:

- Überschätzung des Kohlenhydratanteils in der Nahrung,
- Auslassen einer Mahlzeit,
- zu langer Spritz-Ess-Abstand,
- intensiver Sport ohne Zusatz-KHE,
- Alkoholkonsum bei Kindern und Jugendlichen,
- massive »Spritzbeulen«, die zu veränderter, verspäteter Insulinfreisetzung führen,

- sehr selten das Verwechseln der Normal- mit der Verzögerungsinsulindosis oder der Abend- mit der Morgenspritze,
- außerdem: Aufregung, Stress, Reisefieber, Wetter, heißes Bad oder Sauna nach Injektion, Nahrungsumstellung.

So beugen Sie Hypoglykämien vor

Über die längerfristigen Auswirkungen schwerer Hypoglykämien sind sich die einzelnen Arbeitsgruppen derzeit nicht ganz einig. Generell müssen Sie aber damit rechnen, dass je jünger Ihr Kind ist, umso schwerwiegender die Auswirkungen auf die weitere intellektuelle Entwicklung sind. Leider haben wir auch das Entstehen eines Krampfleidens, das medikamentös behandelt werden muss, erlebt. Eine schwere Hypoglykämie darf deshalb auf keinen Fall verniedlicht oder fahrlässig herbeigeführt werden.

Da etwa ein Drittel aller Kinder ihre Hypoglykämien selbst nicht merken, sind sie auf die Beobachtung ihrer Familie oder anderer Leute wie Betreuer im Kindergarten, Lehrer, Trainer oder Schulkameraden angewiesen. Allerdings kann man die verminderte oder völlig fehlende Hypoglykämiewahrnehmung schon bei kleinen Kindern durch spezielle Übungen abbauen. Sie finden hierzu auf S. 157 ein Merkblatt.

Die Unterzuckerung bei Vorschulkindern

Wie Sie Unterzuckerungen bei jüngeren Kindern sehen

Jüngere Kinder haben ihre eigene Art zu sprechen. Am besten verstehen die Eltern, was bestimmte Ausdrücke und Gesten bedeuten. Solange, ein Kind die Sprache nicht richtig beherrscht, müssen wir Erwachsenen lernen, die kindlichen Äußerungen zu verstehen und daraus »schlau« zu werden.

In den ersten 12 Monaten gibt Ihr Kind viele verschiedene Laute von sich, die für fremde Zuhörer wenig Sinn ergeben. Dazu zählen das Lachen, Quietschen und erste, noch sehr undeutliche Nachahmungen von Geräuschen, Lauten und Worten. Gegen Ende des ersten Lebensjahres wird auch schon mal »Mama« und »Papa« gesagt. Allerdings benutzt das Kind die Worte oft ungerichtet und kann schon einmal zu einem fremden Mann »Papa« sagen, was manche Väter gelegentlich verunsichert. Im zweiten Lebensjahr nimmt die Entwicklung der Sprache merkbar zu und die Kinder können bis zu drei oder auch mehr Worte beherrschen. Die Genauigkeit und die Qualität der Sprache verändern sich ebenfalls deutlich. Statt »Wau-Wau« sagt das Kind »Hund« und der eigene Vor- und Nachname kann ausgesprochen werden. Mit drei Jahren beginnen die meisten Kinder, ihre Grundbedürfnisse wie z. B. Hunger, Durst, warm oder kalt sprachlich auszudrücken und bilden dabei kleine Sätze mit höchstens einer Handvoll Wörtern. Diese Angaben zum Erwerb der Sprache sind natürlich nicht für alle Kinder gleich bindend. Manche entwickeln ihre sprachlichen Fähigkeiten früher, andere dagegen etwas später. Ihr Kinderarzt kann genau bestimmen, wie die Sprachentwicklung bei Ihrem Kind im Moment aussieht.

Unabhängig davon, ob Ihr Kind 2 oder 20 Wörter beherrscht, es reicht nicht aus, um bestimmte Sachverhalte richtig und zuverlässig auszudrücken.

Dazu zählen auch körperliche Befindlichkeiten, die durch den Diabetes und seine Behandlung auftreten. Vor allem Unterzuckerungen machen Eltern und Betreuern von jüngeren Kindern besonders zu schaffen. Die Kinder sind dabei auf die Beobachtungen von uns Erwachsenen angewiesen.

Bei fast jeder Unterzuckerung kommt es zu Veränderungen im Körper und damit auch im Verhalten und in den Gefühlen des Kindes.

Ältere Kinder im Schulalter und Erwachsene sind meistens in der Lage, solche Änderungen in ihrem Zustand zu erkennen oder zu »erspüren«. Sie können dann entweder jemandem Bescheid sagen oder sich selber helfen, so wie es bei Hypoglykämien beschrieben ist. Die jüngeren Kinder haben mit beiden Reaktionen, mit dem »erspüren« und mit dem »sich selber helfen«, ihre Schwierigkeiten. Erstens sind kleine Kinder noch nicht sehr gut in der Lage, ihre körperlichen Empfindungen und Veränderungen zu erkennen. Zweitens ist die Fähigkeit, die eigene Konzentration und Aufmerksamkeit auf sich selber zu lenken, noch nicht vollständig entwickelt. Schließlich fehlt die sprachliche Gewandtheit, bestimmte körperliche Veränderungen in Worte zu fassen und damit etwa eine Unterzuckerung bei sich zu beschreiben. Konkret bedeutet es, dass Kleinkinder meist nicht sagen können:

»Mama, mir ist schwindelig.«
»Ich bin so verschwitzt.«
»Meine Knie zittern so.«

Unterzuckerungs-Anzeichen entdecken

Gerade mit jüngeren Kindern kann man spielerisch auf die Suche nach Anzeichen für Unterzuckerungen gehen. Als besonders hilfreich hat sich dabei das »Anzeichen-Männchen« erwiesen. Dieses Männchen stellt den Umriss eines Menschen dar. Jüngere Kinder malen besonders gerne und das Ausmalen von Figuren macht ihnen viel Spaß. Dazu werden sie zu dieser Übung wie folgt eingeladen: »Schau mal dieses Männchen an. Sein Name ist Anzeichen-Männchen. Du kannst das Männchen mit den Buntstiften gleich ausmalen. Überlege jetzt, an welchen Stellen von deinem Körper du dich schon komisch gefühlt hast. Wir wollen zusammen entdecken, wo deine Anzeichen sitzen. Male die Stellen am Anzeichenmännchen mit roter Farbe aus, an denen du schon oft etwas gespürt hast. Die anderen Stellen, an denen du manchmal was gespürt hast kannst du gelb ausmalen. Stellen, an denen du nie was gespürt hast, malst du grün an. Viel Spaß!« Bei dieser einfachen spielerischen Übung werden auf anschauliche Weise mögliche Unterzuckerungs-Anzeichen – »komisches Gefühl im Körper« – bestimmten Körperregionen zugeordnet. Das Kind wird motiviert, seinen Körperempfindungen mehr Aufmerksamkeit zu schenken, diffuse Eindrücke zu lokalisieren und zu benennen.

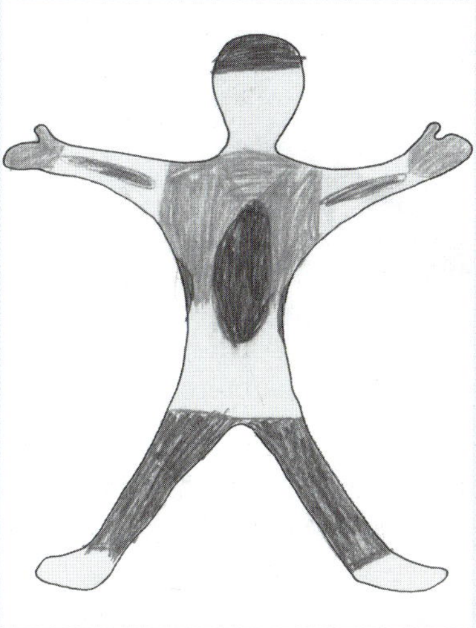

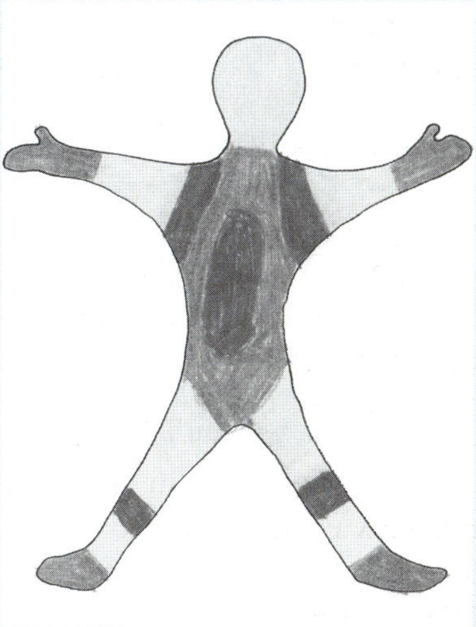

Solche Aussagen können bei Kindern mit Diabetes eine beginnende Unterzuckerung ankündigen und sollten die Umgebung alarmieren.

Je jünger das Kind ist, umso weniger kann es bei sich solche Anzeichen deutlich »erspüren« und mit der nötigen Klarheit äußern. Das erschwert für die Eltern das rechtzeitige Erkennen von Unterzuckerungen. Wie es Ihnen trotzdem möglich ist, auch mit jüngeren Kindern Unterzuckerungen aus dem Weg zu gehen, zeigen wir im folgenden Abschnitt.

Auf Spurensuche

Die meisten Unterzuckerungen bei Kindern verlaufen nicht unsichtbar. Sie hinterlassen mehr oder weniger deutliche Spuren im Verhalten und in der Gefühlswelt der Kinder.

Je jünger Ihr Kind ist, und das gilt insbesondere für Vorschulkinder, umso mehr sind Sie es, der diese Spuren entdecken und richtig lesen muss. Dabei haben Sie als Eltern den großen Vorteil, dass Sie die normalen Gewohnheiten und Verhaltensweisen Ihres Kindes gut kennen. Abweichungen und Veränderungen fallen Ihnen daher besonders auf. Manche dieser Veränderungen können Anzeichen für Unterzuckerungen sein.

Knatschen ohne Grund: Zu den häufigen sichtbaren Anzeichen von Unterzuckerungen bei jüngeren Kindern gehört aggressives oder ruppiges Verhalten. Das Kind reagiert plötzlich gereizt oder aggressiv, ohne dass ein äußerer Anlass dafür vorhanden wäre. Beim Spielen allein wird plötzlich das Spielzeug weggeworfen oder etwas zuvor Gebautes zerstört. Beim Spielen mit anderen Kindern oder gegenüber den Eltern kommt es zu spontanen abweisenden Reaktionen. Kleine Kinder heben dabei typischerweise beide Hände zur Abwehr oder zum Ausdruck ihres Unmutes und drehen sich weg. Manchmal heben sie eine Hand hinter dem Kopf und versuchen, nach vorn zu schlagen. Solche Verhaltensweisen können auf einen niedrigen Blutzucker hinweisen. Wenn keine anderen Gründe für Sie ersichtlich sind oder wenn Sie das Kind nicht mit der üblichen Ansprache von diesem Verhalten abbringen können, sollte der Blutzucker überprüft werden.

Wenn die Stimmung sinkt: Jüngere Kinder sind normalerweise beim Spielen sehr aufmerksam. Sie beschäftigen sich ausführlich mit den Dingen, die sie interessieren. Wenn sie Ihrem Kind ansehen, dass die sonst wache Haltung eher einer gewissen Mattigkeit und Teilnahmslosigkeit gewichen ist, könnte der Blutzucker abgesunken sein. Das Gleiche gilt, wenn das Kind innehält und ebenfalls etwas teilnahmslos zum Beispiel an seinen Fingern herumspielt.

Müdigkeit zu ungewöhnlichen Zeiten: Ein weiteres Anzeichen für Unterzuckerungen ist Müdigkeit. Tritt diese zu Zeiten auf, zu denen Ihr Kind normalerweise hellwach und aktiv ist, sollten Sie den Blutzucker kontrollieren oder Ihr Kind genauer im Auge behalten. Bleibt die Müdigkeit bestehen oder nimmt sie sogar zu, könnte tatsächlich der Blutzucker abgesunken sein.

Der plötzliche Hunger: Schwierig ist es zu entscheiden, ob ein Kind Hunger oder Appetit auf etwas hat, weil es tatsächlich so ist, oder ob dieses Gefühl von einer Unterzuckerung herrührt. Auch hier ist es wichtig, das augenblickliche Verhalten mit den üblichen Gewohnheiten des Kindes zu vergleichen. Hat es auch sonst um diese Zeit Hunger? Wie lange ist die letzte Mahlzeit her? Hat das Kind etwas zum Essen erblickt oder kam das Hungergefühl ganz von selbst? Solche Fragen helfen, die Situation und das Verhalten Ihres Kindes besser einzuschätzen. Dabei sollten Sie nicht nur nach einem, sondern nach mehreren Anzeichen für Unterzuckerungen suchen.

Ein Anzeichen kommt selten allein

Bei vielen Kindern kündigt sich die Unterzuckerung durch ein erstes Anzeichen an. Bei kleinen Kindern ist es häufig eines der genannten Veränderungen in ihrem Verhalten und in den Gefühlen. Um sicher zu gehen, ist es hilfreich, gezielt nach weiteren Anzeichen zu suchen.

Anzeichen für eine Unterzuckerung:

- Hat das Kind eine deutliche Gesichtsblässe?
- Sind die Stirn, die Hände oder der Rücken nass oder verschwitzt?
- Kann man ein leichtes Zittern in den Händen spüren?
- Klagt das Kind, ihm sei »komisch« oder es habe »Bauchweh«?

Wenn mehrere Anzeichen zusammentreffen oder ein Anzeichen besonders stark ausgeprägt ist, sollten Sie mit einem Blutzuckertest Klarheit schaffen. Es ist für das Kind und für Sie besser, einen »Fehlalarm« zu erleben, als eine Unterzuckerung zu erleiden. Ergibt die Blutzuckermessung tatsächlich einen niedrigen Wert, bekommt das Kind etwas zu essen. In der Regel sind es leckere Sachen wie Orangensaft, Traubenzucker oder

Kekse. Damit wird das Kind über die Blutzuckerkontrolle »hinweggetröstet«. Handelt es sich um einen »Fehlalarm«, können Sie das Kind mit besonderer Zuwendung oder einer kleinen anrechnungsfreien Süßigkeit »entschädigen«.

Beschützen statt bewachen

Leicht kommen Eltern und Betreuer von jüngeren Kindern in die Rolle von Bewachern. Je weniger das Kind sich zu seinem Befinden äußern kann, umso mehr scheint eine Überwachung die richtige Methode zu sein, um Unterzuckerungen rechtzeitig zu erkennen. Das stimmt so natürlich nicht ganz und bedarf einer Richtigstellung.

Sie sollten lernen, Ihr Kind genau zu beobachten, um seine »Körpersprache« richtig deuten zu können.

Dadurch können Sie Ihr Kind vor Unterzuckerungen schützen. Je älter das Kind wird, umso mehr kann es bei der rechtzeitigen Erkennung von Unterzuckerungen mithelfen. Je jünger es aber ist, umso mehr sind es die Eltern, die sich in ihr Kind hineinversetzen müssen und durch eine fürsorgliche Beobachtung für sein Wohlbefinden sorgen. Unsere Bemühungen sollten darauf abzielen, niedrige Blutzuckerwerte unter 55 mg/dl besonders bei Vorschulkindern zu vermeiden.

Hyperglykämien

Bei einem gesunden Menschen liegen die Blutzuckerwerte nüchtern etwa bei 60–100 mg%. Auch nach dem Essen steigen die Werte nicht über 140 mg% an. Bei unbehandelter Diabetes oder einer fehlerhaften Behandlung kann es jedoch zu sehr hohen Blutzuckerwerten kommen, Werte um 300 mg% und höher sind keine Seltenheit. Bei einem Blutzucker von über 180 mg% spricht man von einer Hyperglykämie.

Wie kann es dazu kommen?

Wenn im Körper der Insulinspiegel abfällt, kommt es unweigerlich zu einer Blutzuckererhöhung. Sie haben dies damals miterlebt, als bei Ihrem Kind der Diabetes entdeckt wurde. Aber auch später kann es immer wieder mal zu ganz massiven Blutzuckerspitzen kommen, wenn das Verhältnis zwischen Insulin und seinem Gegenspieler, dem Glucagon, aus dem Gleichgewicht gerät.

Infekte mit hohem Fieber bedeuten für den Körper einen ganz erheblichen Stress. Aber auch die Psyche kann zu massiven Blutzuckerspitzen führen: Eine nicht angesagte Klassenarbeit, Streit und sogar Freude können den Blutzucker »hochtreiben«. Sie werden aber vielleicht auch schon festgestellt haben, dass das Wachstum und insbesondere die hormonellen Umstellungen in der Pubertätsphase zu ganz deutlichen Blutzuckerspitzen führen.

Warum Hyperglykämien gefährlich werden können

Die Blutzuckerspitzen selber sind nicht gefährlich, es wird nur dann kritisch, wenn die Werte über längere Zeit hoch sind und sich schließlich auch Aceton einstellt. Dies ist für Sie ein Alarmsignal, dass es jetzt allerhöchste Zeit wird, Insulin zu spritzen. Das Verhältnis von Insulin zu seinen vier Gegenspielern ist offenkundig ganz massiv aus dem Gleichgewicht geraten, die vier anderen Hormone können Sie nicht beeinflussen, Sie können aber Insulin spritzen.

Auch wenn Ihr Kind nichts essen will, braucht es auf jeden Fall Insulin!

Sollten Sie nichts unternehmen, wird die Situation kritisch wie zu Anfang bei der Diagnosestellung. Der Körper versucht zwar, den Zucker auszuscheiden, schafft es aber nicht. Auch das Aceton kriegt er nicht mehr »los«, die Ketonkörper häufen sich im Blut an. Es entwickelt sich die gefürchtete Komplikation der Ketoazidose mit anschließendem Koma.

Ausnahmesituation Fieber

Wenn Ihr Kind Fieber hat, müssen Sie öfters als sonst testen. Auf jeden Fall gehört die Testung des Urins auf Zucker- und Ketonkörperausscheidung neben den Blutzuckerkontrollen dazu. Mit dem Zucker gehen dem Körper ganz erheblich auch Salze und Flüssigkeit verloren. Schwitzen bei hohem Fieber, aber auch Erbrechen trägt dazu bei, dass Ihr Kind »eintrocknet«. Die Folge davon ist ein Abfall des Blutdrucks, das Herz schlägt schneller, um trotzdem die einzelnen Organe ausreichend mit Blut zu versorgen. Der hohe Blutzucker macht müde und matt, der Durst wird quälend aber trotzdem muss Ihr Kind ständig zur Toilette laufen. Zum Schluss werden die Kinder schläfrig und dämmern vor sich hin. Die Atmung wird ganz tief, da der Körper so versucht, die Übersäuerung des Blutes auszugleichen, die durch den massiven Anfall von Ketonkörpern entstanden ist. Der Atem Ihres Kindes riecht faulig-süßlich, wie vergorenes Obst oder auch wie normaler Nagellackentferner. Sie werden sicherlich vorher schon wegen des Fiebers und der hohen Blutzuckerwerte Kontakt mit Ihrem Diabetes-Team aufgenommen haben, jetzt heißt es aber auf jeden Fall, ab in die Klinik! Dort wird man dem Kind Flüssigkeit durch Infusionen geben und das Insulin langsam mit einer großen »Perfusor«-Spritze in die Vene leiten.

Vorbeugen ist besser als jede Intensivmedizin!

Bevor es dazu kommt, dass Ihr Kind wieder in die Klinik muss, können Sie auch zu Hause versuchen, die Situation wieder in den Griff zu bekommen. Ein diabetisches Koma entsteht schließlich nicht innerhalb von Minuten wie die Unterzuckerung. Eine diabetische Ketoazidose entwickelt sich über Stunden bis Tage, deshalb haben Sie genügend Möglichkeiten, einzugreifen. Zunächst einmal müssen Sie schauen, dass Sie bei einem Infekt den Blut- und Urinzucker regelmäßig testen. Blutzuckerkontrollen müssen mindestens sechsmal am Tag gemacht werden, das gilt auch für die Testung des Urins auf Zucker und Aceton. Wenn Ihr Kind krank ist, wird es kaum große Lust haben, überhaupt essen zu wollen. Auf der anderen Seite wissen Sie aber, dass es Insulin braucht. Wie viel sollen Sie ihm also spritzen?

Korrekturregeln einschließlich Acetonkorrektur für zu Hause: Wir empfehlen unseren Eltern, in diesen Fällen nur 2/3 der üblichen NPH-Dosis zu spritzen, »nachspritzen« kann man ja immer noch. Das Gleiche gilt auch für das Kurzzeitinsulin. Wenn Sie dann z. B. sehen, dass Ihr Kind doch etwas zum Frühstück getrunken und vielleicht auch einen Zwieback zu sich genommen hat, werden Sie feststellen, dass morgens gegen 10.00 Uhr die Blutzuckerwerte ansteigen, und spätestens um 12.00 Uhr müssen Sie daran denken, »nachzuspritzen«. Sie haben ja morgens schließlich nur 2/3 der üblichen Insulindosis gespritzt, so dass es nicht überraschend ist, wenn Ihr Kind erneut Insulin braucht. Da der Blutzucker jetzt hoch ist, müssen Sie Kurzzeitinsulin spritzen. Die Dosis errechnet sich aus dem normalerweise gegebenen Verzögerungsinsulin. Wenn am Tag vor dem Infekt die NPH-Dosis bei 15 Einheiten lag, so werden Sie am Infekttag nur 10 Einheiten Verzögerungsinsulin gespritzt haben. Die Kurzzeitinsulin-Dosis errechnet sich nun so, dass Sie von dem üblicherweise gespritzten NPH-Insulin, also den 15 Einheiten im Beispiel, 20 % ausrechnen. 20 % von 15 Einheiten sind 3 Einheiten Insulin. Also wird Ihr Kind jetzt mittags 3 Einheiten Kurzzeitinsulin erhalten und der Blutzucker demzufolge nachmittags vor der Zwischenmahlzeit schon etwas niedriger liegen. So können Sie sich durch mehrfache Kurzzeitinsulin-Dosen über den Tag »retten« und tatsächlich dann den Diabetes weiter »im Griff« haben. Noch einfacher ist es mit »Turbo«-Insulin. Die Dosis werden Sie im Detail aber sicherlich noch mit Ihrem Diabetes-Team abstimmen.

Ernährung bei Fieber: Bei Fieber braucht Ihr Kind zusätzlich Flüssigkeit, Tee mit Traubenzucker hält blutzuckermäßig nicht lange vor. Gut ist deshalb z. B. eine klare Brühe mit Nudeln. Sie selber werden vielleicht auch schon erfahren haben, dass eine klare Brühe mit Buchstabennudeln selbst dann gegessen wird, wenn man keinen großen Appetit hat. Ein Brühwürfel enthält genügend Salz, um so auch diese Vorräte wieder aufzufüllen. Salzstangen sind vor allem bei Durchfall beliebt, 10 Salzstangen sind 1 KHE. Knapp 2 Zwieback haben die gleiche Kohlenhydratmenge. Manchmal hilft bei Erbrechen aber nur noch eine Cola, so wie Sie es aus den Zeiten kennen, als Ihr Kind noch keinen Diabetes hatte. Eine Büchse

Cola hat 40 g Zucker, d.h. 4 KHE. Lassen Sie die Cola einige Zeit stehen, so dass die Kohlensäure herausperlt, dann muss Ihr Kind nicht wegen der Kohlensäure erneut spucken.

Austauschtabelle für Infektnahrung bei Diabetes mellitus Typ 1

Bei einem Magen-Darm-Infekt ist es wichtig, gut verträgliche und kohlenhydratreiche Nahrung zu sich zu nehmen.

10 g Kohlenhydrate = 1 KHE sind enthalten in:

- ~ 1 gestrichenem Esslöffel (10 g) Traubenzucker
- 15 g Haferflocken
- 1,5 Zwieback (kein Diät-Zwieback)
- 15 g Salzstangen
- 55 g geschlagener Banane
- 100 g geriebenem Apfel
- 90 ml Coca Cola (kein Cola light)
- 80 g Kartoffelbrei (mit Wasser angerührt)

Die Dosis »auf den letzten Drücker«

Bei Jugendlichen kommen Ketoazidosen leider manchmal auch deshalb vor, weil sie einfach die Behandlung des Diabetes haben »schleifen« lassen. Wenn dann erst »auf den letzten Drücker« noch hohe Dosen Kurzzeitinsulin gespritzt werden, um den »Zucker wieder ins Lot zu bringen« und eine stationäre Aufnahme in die Klinik zu vermeiden, kommt es vor, dass dieses Insulin überhaupt nicht wirkt. Bei einer Ketoazidose ist die Hautdurchblutung so schlecht, dass das gespritzte Insulin im Unterhautfettgewebe »liegen bleibt« und nicht mehr richtig in die Blutbahn aufgenommen wird. Spätestens wenn Sie dies anhand der Blutzuckerkontrollen bemerken, sollte der Anruf in der Klinik erfolgen und schleunigst, zur Not auch mit dem Krankenwagen, die Aufnahme erfolgen. Glücklicherweise gelingt es meist rechtzeitig, die Jugendlichen dann wieder aus der bedrohlichen Situation »rauszubringen«.

Heutzutage muss kein Kind oder Jugendlicher mehr einem diabetischen Koma erliegen, wenn der Diabetes bekannt ist.

Der Diabetes und seine Folgen

Medizinische Folgen

Die Notwendigkeit einer guten Stoffwechseleinstellung zur Vermeidung Diabetes typischer Folgeerkrankungen war schon seit langer Zeit vermutet worden. Wie wir bei dem Kapitel über die Hypoglykämie ausgeführt haben, ist der goldene Mittelweg zwischen Hypoglykämie und Hyperglykämie auf Dauer der richtige.

Die Furcht vor schweren Unterzuckerungen sollte Sie nicht dazu verleiten, ständig höhere Blutzuckerwerte hinzunehmen.

Zu Zeiten, als Blutzucker-Selbstkontrollen noch nicht selbstverständlich waren, wurde von einer »Sicherheitsglucosurie« gesprochen. Dies bedeutete, dass geringe Zuckerausscheidungen im Urin in Kauf genommen wurden, nur um schwere Hypoglykämien zu vermeiden. Auf Blutzuckerwerte übertragen, hätten Messungen dann im Durchschnitt Ergebnisse im Bereich von 200 mg% ergeben. So war es auch nicht überraschend, dass bei Einführung des HbA1c-Wertes in die Routineüberwachung vor etwa 20 Jahren in Deutschland das durchschnittliche HbA1c aller Patienten in unserer Klinik bei etwa 10 % lag. Mit den besseren Möglichkeiten der Selbstkontrolle und der Therapie ist kontinuierlich ein Rückgang des Wertes auf 7,4 % zu beobachten gewesen. Damit einher ging eine Abnahme von Veränderungen, die bei lang dauerndem Diabetes früher häufig anzutreffen waren.

In Nordamerika wollte man Anfang der 80er Jahre grundlegend und eindeutig die Frage beantworten, ob eine gute Stoffwechseleinstellung Diabetes-spezifische Erkrankungen verhindern kann oder nicht. In verschiedenen Zentren auf dem amerikanischen Kontinent nahmen insgesamt 1441 Patientinnen und Patienten an der schon mehrfach erwähnten DCCT-Studie teil. Die Abkürzung DCCT steht für Diabetes-Complications-Control-Trial. Ein Trial ist eine Studie. Es sollte hier untersucht werden, ob sich durch eine Intensivierung der Therapie tatsächlich eine Normalisierung der Stoffwechseleinstellung erreichen lässt und dadurch das Auftreten von Folgeerkrankungen vermieden werden kann. Bevor wir jetzt auf die einzelnen Langzeitfolgen des Diabetes eingehen, vorab die Antwort auf die Fragestellung der DCCT:

Durch bessere Stoffwechseleinstellung lassen sich Spätkomplikationen vermeiden.

Die Lebenserwartung und -qualität der Kinder und Jugendlichen mit Diabetes mellitus hat sich dadurch in den letzten Jahrzehnten ganz entscheidend verbessert.

Makroangiopathie

Mit diesem griechischen Fremdwort werden alle Erkrankungen der großen Gefäße bezeichnet. Durch einen über Jahrzehnte bestehenden Diabetes kommt es infolge des Überangebotes an Zucker in den Gefäßwänden zu Veränderungen. Diese haben ein doppelt so großes Herzinfarktrisiko für Patienten mit Diabetes zur Folge. Allerdings haben auch Raucher ein größeres Risiko, einen Herzinfarkt zu erleiden als Nichtraucher. Das Gleiche gilt für Personen mit Fettstoffwechselstörungen. Deshalb sollten wir bei Kindern mit Diabetes schon in der Kindheit und später vor allem im Teenageralter auch durch eigenes Vorbild darauf hinwirken, nicht zu rauchen und uns gesund zu ernähren, die Vorbilder sitzen am Tisch!

Betroffen von den Veränderungen sind nicht nur die Herzkranzgefäße, sondern auch die großen Gefäße, die für die Durchblutung unserer Füße sorgen. Durchblutungsstörungen der Beine führen zu Schmerzen und kalten Füßen. Ein Heizkissen wird dann auf die Füße gelegt, und wegen der herabgesetzten Empfindung der Nerven (Neuropathie), die sich nach Jahrzehnten eines schlecht eingestellten Diabetes einstellen kann, kann es zu kleinen Hautverbrennungen kommen. Da die Füße nie ganz sauber zu halten sind, können über die Verletzung Keime eindringen, die dann zu ganz langwierigen Infektionen führen (s. auch »Diabetischer Fuß«).

Mikroangiopathie

Neben den Veränderungen an den großen Gefäßen kommt es im Laufe der Jahre auch an den kleinen Adern am Augenhintergrund und den Nierenkörperchen zu Umbauprozessen.

Diese Veränderungen stellen sich schleichend ein, ohne dass der Patient irgendetwas merkt.

Nicht jeder Patient wird in gleichem Tempo davon betroffen, nach 25 Jahren waren aber früher bei etwa der Hälfte aller Männer und Frauen Veränderungen festzustellen. Wir werden im Folgenden näher auf die drei wichtigsten Krankheitsbilder der Mikroangiopathie eingehen.

Retinopathie

Die Netzhaut des Auges ist von entscheidender Bedeutung beim Sehen. Die Netzhaut (Retina) wird von winzigen Adern mit Nährstoffen und Sauerstoff versorgt. Besteht über Jahre hinweg ein zu hoher Blutzuckerspiegel, können sich die Gefäßwände verändern. Dies kann zu kleinen Aussackungen (Aneurysma) der Gefäße führen. Im weiteren Verlauf kann dann eine leichte Einblutung am Augenhintergrund erfolgen, ohne dass der Patient etwas davon merkt. Bei manchen Patienten kommt es auch zur Neubildung von Gefäßen. Erst wenn der Prozess deutlich vorangeschritten ist, leidet die Sehkraft darunter.

Unbehandelt schreiten diese Veränderungen immer weiter voran und können bis zur Erblindung führen.

Mit einem Lasergerät können die Augenärzte die betroffenen Gefäße mit ihren Aussackungen zwar »verschweißen«. Jeder Laserpunkt bedeutet aber eine Narbe, so dass dieser Vorgang nicht mehrmals wiederholt werden kann. Demzufolge kommt der Verhinderung solcher Veränderungen am Augenhintergrund entscheidende Bedeutung zu. Wichtig ist auch eine regelmäßige Kontrolluntersuchung des Augenhintergrundes durch den Spezialisten, damit sich rechtzeitig Frühstadien einer Retinopathie erfassen lassen und die Untersuchung nicht erst dann erfolgt, wenn es bereits zum Aussprossen von neuen Gefäßen gekommen ist und großflächig Einblutungen am Augenhintergrund zu sehen sind.

Dass sich Vorbeugen lohnt, hat die DCCT-Untersuchung gezeigt. Durch eine verbesserte Stoffwechseleinstellung mit einem HbA1c von 7,2% in der Gruppe der intensiviert behandelten Patienten hat sich gegenüber der Gruppe der konventionell behandelten Patienten, die ein HbA1c von 9% aufgewiesen hatten, das Auftreten von Augenhintergrundsveränderungen um 75% reduzieren lassen. Auch wenn wir das Entstehen einer Retinopathie nicht vollständig verhindern können, haben wir sehr viel gewonnen, wenn solche Folgen des Diabetes nicht wie früher schon nach 25 Jahren, sondern in Zukunft erst nach 50 Jahren auftreten.

Nephropathie

Der Diabetes als Gefäßkrankheit verschont auf Dauer auch nicht die Nieren (Nephropathie). Mit Hilfe verbesserter Labormethoden lassen sich seit einiger Zeit selbst winzige Mengen an Eiweißausscheidungen (Mikroalbumin) im Urin feststellen. In der Regel untersucht man dafür im Labor einen nächtlichen Sammelurin auf die Ausscheidung des Albumins. Bevor Ihr Kind schlafen geht, sollte es auf der Toilette seine Blase entleeren. Beginn des Sammelurins ist mit Beginn der Nachtruhe. Diese Uhrzeit sollten Sie notieren. Jeder Urin, der während der Nacht entleert wird, sollte in ein sauberes Gefäß gefüllt und kühl gestellt werden. Nach der Nachtruhe und noch vor der morgendlichen Insulinspritze sollte die Blase nochmals entleert werden. Diese Urinportion wird in das Sammelgefäß mit dem Nachturin gegeben, dann notieren Sie die Uhrzeit als Ende des Sammelurins. Dieser über Nacht gesammelte Urin ist Ausdruck der Funktion der Niere.

Ursache für eine Einschränkung der Nierenfunktion beim Diabetes sind nicht die mitunter gewaltigen Urinmengen. Ursächlich sind Veränderungen der kleinen Gefäßschlingen in den Nierenkörperchen.

Dieser Prozess durchläuft verschiedene Stadien. Frühzeichen für eine Beeinträchtigung der Nierenfunktion sind dauerhaft erhöhte Blutdruckwerte. Die regelmäßigen Kontrollen in der Ambulanz dienen deshalb auch dazu, einen Bluthochdruck frühzeitig zu erfassen und zu behandeln. Zur Therapie des Bluthochdrucks steht eine Reihe verschiedener Medikamente zur Verfügung. Es setzt sich dabei zur Zeit ein Medikament durch (Enalapril), das nur einmal am Tag eingenommen werden muss. Dieses Medikament wird vielerorts eingesetzt bei den Jugendlichen, die dauerhaft eine Eiweißausscheidung haben. Aber auch ohne krankhafte Veränderungen scheidet die menschliche Niere Eiweiß (Albumin) aus, wenn intensiv Sport gemacht wurde oder eine lang dauernde, anstrengende Wanderung erfolgte. Bevor die Diagnose einer Mikroalbuminurie gestellt wird, sollte deshalb in drei Messungen innerhalb weniger Wochen überprüft werden, ob eine Mikroalbuminurie vorliegt oder nicht. Durch die wiederholten Messungen lassen sich diese nicht krankheitsbedingten Ursachen mit großer Sicherheit ausschließen. Bei gesicherter Diagnose wird man sich zu einer medikamentösen Behandlung entschließen. Ein ausgewogener Eiweißverzehr wird in der Diätberatung mit angesprochen, die »Sattmacher« wie Quark, Käse oder Wurst enthalten z. B. viel Eiweiß.

Da im Erwachsenenbereich bei Voranschreiten der Nierenveränderungen der Einsatz einer künstlichen Niere oder gar eine Nierentransplantation erforderlich werden kann, wollen wir als Kinderärzte noch einmal die Bedeutung der Vorbeugung vor solchen Verläufen betonen. Die DCCT hat auch in Bezug auf die Nephropathie einen Erfolg der guten Stoffwechseleinstellung gezeigt. Selbst wenn bereits eine Mikroalbuminurie bestand, ließ sich das Risiko einer weiteren Verschlechterung der Situation vermindern.

Neuropathie

Bei der Makroangiopathie haben wir bereits dieses Thema gestreift. Veränderungen am Nervensystem (Neuropathie) können zur Beeinträchtigung der Empfindungen (sensorische Störungen) oder des Bewegungsablaufes (motorische Störungen) führen. Darüber hinaus finden sich aber auch Veränderungen im sog. autonomen Nervensystem, das unsere Herzaktion oder unser Urogenital-System (Blasenentleerung, Potenz) wie auch die Funktion des Magen-Darm-Traktes steuert. Richtige Störungen sind bei Jugendlichen eine Rarität. Mit aufwändigen Untersuchungen lassen sich aber oft schon in frühem Alter geringfügige erste Schäden des Nervenleitssystems der Beine, aber auch des Herzens feststellen.

> Für alle Krankheitsbilder gilt nach den eindeutigen Erfahrungen aus Nordamerika: Eine gute Stoffwechseleinstellung hilft, die langfristigen Folgen des Diabetes wenigstens deutlich aufzuschieben oder gar zu verhindern. Selbst wenn bereits gewisse Veränderungen nachweisbar sind, ist es nicht zu spät für den Versuch, eine Besserung der Situation doch noch herbeizuführen.

Für viele Jugendliche ist das Untersuchungsergebnis bei der augenärztlichen Kontrolle mit beginnenden Augenhintergrundsveränderungen der berühmte »Schuss vor den Bug«, nach Jahren wieder für eine gute Stoffwechseleinstellung zu sorgen.

Der »diabetische Fuß«

Den diabetischen Fuß verursachen drei Faktoren. Zum einen die »angiopathische Störung«, die zur Durchblutungsstörung des Fußes führt (s. auch Makroangiopathie), des Weiteren die »neuropathische Störung« (durch Veränderungen der Nerven bedingt, s. auch Neuropathie), die zu einem Verlust der Sensibilität des Fußes und infolge häufig zu unbemerkten Verletzungen und Infektionen führt. Die Durchblutungsstörungen und schwer behandelbaren Infekte können mitunter bis zur Amputation der betroffenen Gliedmaßen führen. Solche schweren Komplikationen spielen aber glücklicherweise in Kinderkliniken praktisch noch keine Rolle. In 15 Jahren haben wir nur einmal bei einer Jugendlichen solche Veränderungen erlebt, dass eine chirurgisch-orthopädische Behandlung operativer Art erfolgen musste.

Häufig sind jedoch Vereiterungen des Nagelbettes, die manchmal eine teilweise Entfernung des Nagels erforderlich machen. Solche Nagelbettentzündungen, im Fachjargon Panaritium genannt, sind aber keine Folgeerkrankung des Diabetes, sondern langwierige, lästige Folgen mangelnder Fußpflege. Enge Schuhe, die nicht luftdurchlässig sind, fördern winzige kleine Infektionen, die Verletzungen des Nagelbettes entstehen lassen. Wichtig ist also die richtige Fußpflege. Die Nägel sollten gerade geschnitten und nicht abgerissen werden, Hornhaut darf nicht abgehobelt werden. Zu starkes Trockenrubbeln nach dem Bad verbietet sich ebenso. Die Diabetesberaterin wird Ihnen diese Tipps bei der Schulung gegeben haben. Es gibt darüber hinaus auch Institute für medizinische Fußpflege, wo man sich sehr gut beraten lassen kann.

Psychosoziale Folgen

Bei einem Krankheitsbild, das nur bei jedem 1000. Kind vorkommt, entwickelt sich schnell das Gefühl, Außenseiter zu sein. Obendrein werden jeden Tag Anforderungen an Kinder und Jugendliche mit Diabetes gestellt, die sofortige, unangenehme Konsequenzen nach sich ziehen. Berücksichtigen die Jugendlichen ihren Diabetes zu sehr im Alltag, kann von der Umgebung der Vorwurf kommen, sich in den Vordergrund zu spielen.

Patentrezepte, wie sich die Jugendlichen im Einzelnen verhalten sollen, gibt es nicht. Im Kapitel Diabetes und Pubertät finden Sie jedoch einige Tipps.

Ziel der Behandlung ist, ein weitgehend normales Leben zu führen. Deshalb sollte auf keinen Fall wegen des Diabetes eine Beschränkung in der Schulausbildung vorgenommen werden. Wohlmeinende Tipps: »Das Kind hat ja Diabetes, wir wollen es nicht überfordern« sind schlicht falsch. Schule hat mit Begabung und Fleiß der Schüler zu tun, aber nichts mit Zwischenmahlzeiten. Demzufolge überrascht es auch nicht, dass zum Zeitpunkt der Präpubertät erkrankte Kinder im Endeffekt meist einen sozial höher stehenden Beruf erreichten als ihr Vater, wie eine Untersuchung aus Frankreich zeigte. Auch die Mädchen hatten später im Leben mehr Erfolg. Vielleicht liegt es daran, dass sich die Kinder einfach um ihre Zukunft mehr Gedanken machen.

Lebensplanung

Das Berufsleben steht den Jugendlichen mit Diabetes in unserem Land offen. Es gibt nur einen kleinen Katalog von Berufen, der für sie nicht möglich ist.

So dürfen sie nicht gewerbsmäßig Personen transportieren und Berufe erlernen wie Busfahrer, Lokomotivführer, Pilot, Fernfahrer. In diesem Zusammenhang stellt sich die Frage nach dem Führerschein, worauf wir in einem eigenen Absatz eingehen werden. Neben wenigen anderen Berufen wie Dachdecker, die alle wegen des Risikos einer schweren Hypoglykämie mit Unfallfolge ausscheiden, gibt es natürlich eine Reihe von Berufen, die zwar ergriffen werden können, aber nicht besonders geeignet sind. Dazu zählen vor allem Schichtarbeiter. Viele Jugendliche suchen sich aber einen Beruf aus dem medizinischen Umfeld. Als Ärztin selbst einen Beitrag zu leisten bei der Erforschung des Diabetes oder als Krankengymnast Patienten zu betreuen, ist ein verständlicher Wunsch.

Bevor die Jugendlichen ins Berufsleben eintreten, erfolgt die Untersuchung nach dem Jugendarbeitsschutzgesetz. Hier wird auch nach dem Diabetes mellitus gefragt. Die Untersuchung macht meist der Hausarzt, der durch die Briefe aus der Klinik über den Verlauf sehr gut unterrichtet ist, manchmal kommen auch Anfragen vom Arbeitsamt über die körperliche Belastbarkeit.

Jugendliche mit Diabetes mellitus sind genauso leistungsfähig wie andere Jugendliche auch.

Sicherlich ist ein Beruf mit geregelten Arbeitszeiten später einmal günstig, aber ein guter und konsequenter Umgang mit dem Diabetes hängt nicht primär von diesen äußeren Umständen ab. Die Verbeamtung im öffentlichen Dienst erweist sich als schwierig, wir haben aber diesbezüglich keine negativen Erfahrungen gemacht. Die Aufnahme in eine Privatkrankenkasse erweist sich dagegen als fast unmöglich, die von uns betreuten Jugendlichen sind bisher nicht aufgenommen worden. Die Sorge um möglicherweise hohe Kosten nach einigen Jahrzehnten halten die Privatkassen wohl davon ab, Patienten und Patientinnen mit Diabetes mellitus zu übernehmen.

Partnerschaft

Eine Lebenspartnerschaft einzugehen und an Kinder zu denken, ist genauso natürlich für junge Menschen mit wie ohne Diabetes mellitus.

Auf die Vererbungsproblematik sind wir anfangs bei dem Kapitel »Was hat Diabetes mit Vererbung zu tun?« ausführlich eingegangen. Glücklicherweise ist es eben nicht so, dass Ihr Sohn oder Ihre Tochter auf jeden Fall einen Diabetes mellitus Typ I weitervererbt. Wichtig ist aber auch bei dieser Frage nicht nur die Vererbung, vorher kommt die Planung einer Schwangerschaft oder auch die Verhütung. Die Erfahrungen der letzten Jahrzehnte haben gezeigt, dass Frauen mit Diabetes nicht nur Kinder bekommen können, sondern diese auch gesund sind. Von entscheidender Bedeutung dabei ist aber die Stoffwechseleinstellung. Es gibt im Grunde genommen keine andere Gruppe unter den Patientinnen und Patienten, die so hochgradig motiviert ist für eine optimale Behandlung.

Wichtig ist, dass perfekte Werte bereits vor dem Beginn der Schwangerschaft bestehen und die junge Frau sich nicht erst dann darum bemüht, wenn sie feststellt, dass sie schwanger ist.

Die Organbildung des Ungeborenen läuft ja in den ersten Wochen ab. Deshalb sollte eine Schwangerschaft sorgfältig geplant werden. Dies bedeutet, perfekte Werte schon mehrere Monate vor der geplanten Schwangerschaft zu haben. Damit überhaupt von Planung gesprochen werden kann, muss eine konsequente Verhütung betrieben werden, die am sichersten immer noch mit der »Pille« erfolgt. Die Einnahme der Pille setzt aber voraus, dass bislang keine Diabetes spezifischen Erkrankungen eingetreten sind. Eine weitere Grundvoraussetzung ist eine optimale medizinische Betreuung durch Frauenärzte und Internisten. Eine kompetente kinderärztliche Versorgung des Neugeborenen ergänzt das Betreuungsteam. Zu hohe Blutzuckerwerte während der Schwangerschaft bei einem schecht eingestellten Diabetes stimulieren die Insulinproduktion des Ungeborenen. Mit der Durchtrennung der Nabelschnur wird das Überangebot an Zucker plötzlich eingestellt, das Neugeborene muss sich mit seiner eigenen Insulinproduktion erst an die neue Situation anpassen, was einige Zeit dauert. Demzufolge sind solche Kinder bei einem schlecht eingestellten Diabetes der Mutter schwersten Unterzuckerungen ausgesetzt, eine Infusionsbehandlung in der Kinderklinik kann diese Zeit überbrücken helfen. Eine perfekte Blutzuckereinstellung – meist mit der Insulinpumpe oder mit mehrfachen Injektionen – lässt solche Komplikationen aber immer seltener werden. Auch bei dieser Thematik zeigt sich wieder deutlich:

Es gibt etliche Probleme durch den Diabetes, aber auch immer eine Lösung.

Führerschein

Bei der Anmeldung zur Führerscheinprüfung ist auf dem Formular eine Rubrik »chronische Erkrankungen« aufgeführt. Der Prüfling muss dann eine ärztliche Bescheinigung beibringen, die sich nach dem Gutachten des Gemeinsamen Beirats für Verkehrsmedizin richtet. Darin ist Stellung zu nehmen, ob der Patient an einer labilen Stoffwechsellage mit häufigen Stoffwechselentgleisungen (Ketoazidosen) leidet. Zum anderen muss ihm bescheinigt werden, dass er in der Lage ist, Hypoglykämien rechtzeitig zu erkennen und zu behandeln. Mitunter wird deshalb die Auflage erteilt, sich bei einem Diabetologen in einer Spezialambulanz oder freien Praxis in regelmäßigen Abständen vorzustellen. Mit dem Vorliegen einer solchen Bescheinigung steht der Erteilung der Fahrerlaubnis (früher: Klasse 3) nichts mehr im Wege. Ein Führerschein der Klasse 2 kann in aller Regel nicht gemacht werden, wir hatten dies beim Abschnitt Lebensplanung bereits erwähnt. Eine Neuregelung des Verfahrens ist aber in Sicht.

Diabetes und weitere chronische Erkrankungen

Allergische Erkrankungen nehmen in letzter Zeit stark zu, dazu zählen das Asthma aber in gewisser Form auch die Neurodermitis. Das ständige Kratzen bei der Neurodermitis, die innere Unruhe, das »Sich nicht wohl fühlen in der eigenen Haut« stellen einen permanenten Stress dar, weshalb der Blutzucker bei diesen Kindern immer wieder recht hoch ist, auch wenn die Insulindosis und die Ernährung gestimmt haben. Allerlei Behandlungsversuche werden unternommen, zum Schluss bleibt trotzdem oft nur das Cortison.

Es ist natürlich immer die Frage, wie viel von dem Cortison in den Körper aufgenommen wird, wenn man es auf die Haut aufbringt oder wenn es z. B. bei Asthma inhaliert wird. Dies liegt sicher an der Dosis. Sie sollten aber wissen, dass Cortison seinerseits als Nebenwirkung eine Anhebung des Blutzuckers zur Folge hat. Am besten ist es deshalb, dass die Therapie vom Allergologen und vom Diabetologen gemeinsam festgelegt wird und die betreuenden Ärzte einen engen Kontakt pflegen. So lassen sich Missverständnisse rasch klären.

Anfallsleiden treten bei Diabetes mellitus nicht gehäuft auf. Allerdings gibt es immer wieder Kinder, die sehr früh an einem Diabetes erkranken und dann schwere Hypoglykämien erleben, so dass es zu Krampfanfällen kommt oder ständige nächtliche Unterzuckerungen auftreten. Mitunter »verselbständigen« sich solche Krampfanfälle, und die Krämpfe treten nicht mehr nur bei eindeutig erniedrigten Blutzuckerwerten auf, sondern auch bei Werten, die im normalen Bereich liegen. In diesem Fall ist eine Tablettenbehandlung des Krampfleidens erforderlich, diese wird von den hinzugezogenen Kollegen Ihres Kinderdiabetologen gesteuert. Die Blutentnahmen zur Überwachung dieser Behandlung wird man am besten auf den gleichen Termin wie die Diabeteskontrolle legen, um so Ihrem Kind einen zweiten Pieks zu ersparen.

Juvenile rheumatoide Arthritis: Dieses Rheuma kann bereits bei kleinen Kindern vorkommen, es findet sich bei Patienten mit Diabetes mellitus eher etwas gehäuft. Eine schmerzhafte Bewegungseinschränkung und vor allem eine Schwellung der Gelenke lassen daran denken. Leider gibt es für das Kinderrheuma keinen eindeutigen Beweis, ob tatsächlich diese chronische Erkrankung vorliegt oder nicht. Es dauert deshalb mitunter einige Zeit, bevor die Diagnose endgültig gestellt ist. Behandelt wird die Erkrankung mit Mitteln wie früher das Aspirin und jetzt den modernen Weiterentwicklungen. Dieses Medikament hat eine leicht blutzuckersenkende Eigenschaft, die sich allerdings nicht groß insulinsparend auswirkt. Auch beim Kinderrheuma müssen regelmäßige Kontrolluntersuchungen durchgeführt werden, die am besten mit der Nachuntersuchung in der Diabetesambulanz gemeinsam erfolgen.

Zöliakie: Diese Krankheit ist bei uns in Deutschland gar nicht so selten. Sie ist durch eine Unverträglichkeit des Glutens bedingt, des Klebers im Getreide. Wenn Säuglinge im Alter von etwa einem halben Jahr erstmals getreidehaltige Breikost wie z. B. Grießbrei gefüttert bekommen, kommt es dann zu Durchfällen. Die Kinder gedeihen nicht und wachsen außerordentlich schlecht. Vielfach sind die Magen-Darm-Beschwerden gar nicht so stark, dass sie gleich auffallen. Deshalb wird man u.U. erst später auf die Diagnose Zöliakie kommen, wenn das Kind nicht mehr richtig wächst. Zöliakie tritt bei Patienten mit Diabetes etwas gehäufter auf als sonst, so dass bei schlechtem Gedeihen diese Diagnose ausgeschlossen werden muss. Mit einer Diät, die auf den Verzehr von Getreide verzichtet, lässt sich diese Erkrankung behandeln.

Übergewicht: Auf das Thema Übergewicht waren wir schon in dem Abschnitt über die intensivierte konventionelle Therapie eingegangen. Die Freiheit, die Nahrungsmenge, den Zeitpunkt, vor allem aber auch die Zusammensetzung des Essens frei zu bestimmen, ist so verlockend, dass es in der Phase nach der Umstellung bei den meisten zu einer deutlichen Gewichtszunahme kommt. Dies trifft vor allem auf die Jugendlichen und insbesondere die weiblichen Teenager zu. Die Jeans passen nicht mehr, Ihre Tochter stellt sich morgens auf die Waage und stellt fest, dass sie schon wieder Gewicht zugenommen hat. Hier hilft nur eine kompetente Diätberatung. Es geht eben nicht mehr nur noch um Kohlenhydrate, sondern auch um Kalorien. Eine Umstellung der Ernährung ist der eine Punkt, eine Reduktion des Insulins vielleicht der andere. Möglicherweise hat sie einfach die gleiche höhere Insulindosis auch nach Abschluss des Wachstums weiter gespritzt. Sie erinnern sich, dass der Insulinbedarf nach Abschluss der Wachstumsphase wieder etwas sinkt. Insulin erzeugt aber Hunger, es kommt dann sehr darauf an, was nun gegessen wird. Der Unterschied zwischen Kohlenhydraten und Kalorien ist von entscheidender Bedeutung. Bei den Jungen zählt später oft auch das Bier, 1 g Alkohol hat schließlich 7,5 kcal. Bei dem ernsthaften Wunsch, Gewicht abzunehmen, wird man einen individuellen Diätplan erarbeiten.

Meistens haben die Jugendlichen aber kaum eine Vorstellung davon, wie mühselig tatsächlich eine Gewichtsabnahme ist. Erst wenn pro Tag 1000 kcal mehr verbraucht als aufgenommen werden, kann man etwa 500 g an Gewicht in der Woche verlieren. Drastische Gewichtsreduktionen von mehreren Kilogramm in drei Tagen, wie Sie sie aus der Werbung kennen, liegen vor allem darin begründet, dass der Körper zunächst einmal Wasser verliert, bevor es überhaupt »an die Substanz geht«. Wenn die Erwartungen zu hoch gesteckt sind, wissen wir von uns selbst, dass sich rasch eine Frustration einstellt und dann doch wieder alles beim Alten bleibt. Meist hat man hinterher nach einem solchen »Diätversuch« sogar mehr Gewicht als zuvor. Man spricht dann vom »Jo-Jo-Effekt« wie bei dem Spielzeug: hoch und runter. Mit Geduld lässt sich bestimmt mehr erreichen.

Anorexie/Bulimie: Die nervöse Magersucht (Anorexia nervosa) hat in den letzten Jahrzehnten bei uns in Deutschland ganz erschreckend zugenommen. Betroffen sind davon vor allem junge Mädchen, die kaum noch etwas essen und ganz massiv an Gewicht abnehmen. Die Haut wird trocken, der Puls langsam, die Körpertemperatur sinkt ab und der Blutdruck wird schließlich bedrohlich niedrig. Die Mädchen beschäftigen sich nahezu ständig mit dem Thema Essen, sind über Kohlenhydrate und Kalorien bestens informiert, »zaubern« neue Rezepte für die ganze Familie, nur essen wollen sie selbst nicht. Heimlich kommt es stattdessen zum Erbrechen, wie es vor allem bei der Bulimie der Fall ist. Solche jungen Frauen haben regelrechte Fressattacken und erbrechen dann schuldbewusst wieder, so dass sie trotzdem nicht zunehmen.

Anorexie und Bulimie sind ernste Krankheitsbilder, die richtig behandelt werden müssen. Die Ermahnung »Nun iss doch schon!« hilft nicht.

Der Kinderdiabetologe wird nur zusammen mit einem Jugendpsychiater auf Dauer Erfolg haben. Oftmals verschlechtert sich der Allgemeinzustand der Mädchen so dramatisch, dass eine ambulante Betreuung nicht ausreicht und die Jugendlichen stationär behandelt werden müssen. Auch hier ist eine enge Zusammenarbeit Ihres Kinderdiabetologen mit seinem jugendpsychiatrischen Fachkollegen von entscheidender Bedeutung. Eine intensivierte konventionelle Therapie hat uns in solchen Situationen ganz entscheidend geholfen, da durch die Mehrfachinjektionen flexibel auf die kleinen Essensmengen bzw. das Erbrechen eingegangen werden kann. Die Anorexie und die Bulimie sind langfristige Störungen, die eine dauerhafte Betreuung über mehrere Jahre hinweg erforderlich machen. Es besteht aber trotz der insgesamt ernsten Prognose die Chance, dass diese Störung geheilt werden kann.

Diabetes im Alltag

Das Kind mit Diabetes in der Familie

Wir alle wollen, dass ein Kind mit Diabetes ein weitgehend normales Leben führt. Dazu gehört natürlich, dass Ihr Sohn oder Ihre Tochter für Routineuntersuchungen nicht ständig im Krankenhaus liegen muss. Sinnvoll sind stattdessen regelmäßige ambulante Kontrollen, um Schwierigkeiten rechtzeitig zu erkennen und zu besprechen. In der Anfangsphase nach der stationären Entlassung bieten die meisten Kliniken schon nach wenigen Tagen eine Wiedervorstellung in der Ambulanz an. Sie werden dort mit Ihrem Diabetes-Team besprechen, wie es »gelaufen« ist, nachdem Sie die Verantwortung für die Behandlung des Diabetes vollständig übernommen haben. Bei den ambulanten Kontrollen wird deshalb zunächst das Gespräch im Vordergrund stehen.

Diese ambulanten Kontrollen werden dann in regelmäßigen Abständen stattfinden. Die Schwester wird die Körperlänge messen und das Gewicht, auch die Blutdruckmessung gehört, wie wir im Kapitel Diabetes und seine Folgen gelesen haben, zu den Routinekontrollen. Die Spritzstellen werden bei der ambulanten Untersuchung natürlich ebenfalls genau angesehen, um zu verhindern, dass es zu »Beulen« kommt, die die Freisetzung des Insulins infrage stellen. Beim Thema Wechsel der Injektionsstellen hatten wir schon darauf hingewiesen. »Dellen« (Lipoatrophien) sind heutzutage recht selten, dank der hochgereinigten Insuline und der Tatsache, dass allgemein nur Humaninsuline verwendet werden. Wenn aber immer in die gleiche Stelle gespritzt wird, kann sich im Laufe der Zeit statt einer »Beule« auch eine Schrumpfung des Unterhautfettgewebes einstellen, was zunächst nur ausgesprochen unschön aussieht. Durch die Verabreichung der Spritze genau am Rand der »Delle« im Kreis herum kann diese Stelle oftmals wieder »aufgefüllt« werden. In die »Delle« selbst sollten Sie auf keinen Fall spritzen, da dort kaum noch Unterhautfettgewebe vorhanden ist und das Insulin völlig anders wirkt, als Sie es gewohnt sind, wenn es in den Muskel verabreicht wird.

Ihr Büchlein mit den selbst gemessenen Werten sollten Sie zu den Kontrollen mitbringen, die Werte wird Ihr Diabetes-Team mit Ihnen besprechen. Sie werden dann gemeinsam entscheiden, wie es weitergeht. Dabei ist es ganz nützlich, ein Schema zu erstellen, nach dem Sie verfahren können. Wenn Sie abends nämlich nicht zu Hause sind und Ihr Mann spritzt, sollte er wissen, wie Sie sich am Tag zuvor entschieden haben. Auf diese Weise kann auch Ihr Kind selbst sehen, was es spritzen muss, wenn beide Eltern einmal nicht zu Hause sind.

Blutentnahmen werden in der Ambulanz wahrscheinlich alle drei Monate erfolgen (siehe auch Kapitel über Kontrolluntersuchungen). Darüber hinaus ist es sinnvoll, wenn Sie einen nächtlichen Sammelurin in die Sprechstunde mitbringen, damit man nach der Eiweißausscheidung sehen kann. Urinuntersuchungen und regelmäßige Kontrollen beim Augenarzt sollten in 6–12 monatlichem Abstand erfolgen, spätestens wenn Ihr Kind älter als 11 Jahre ist oder länger als 5 Jahre seinen Diabetes hat. Neben dem Diabetes-Team in der Klinik wird Ihnen auch der Hausarzt bei der Betreuung Ihres Kindes weiterhelfen. Sie werden nicht wegen jeder Ohrentzündung, die mitunter doch weite Anreise in die Diabetesklinik unternehmen, sondern Ihr Kind in der Praxis vorstellen. Auch die Impfungen werden im gewohnten Maße wie bisher von Ihrer Kinderärztin durchgeführt. Wichtig ist aber für alle Beteiligten, dass die Informationen weitergegeben werden und auch der Brief aus der Klinik Ihren Hausarzt in angemessener Zeit erreicht. Außerordentlich bewährt für einen raschen Informationsfluss hat sich das Faxen oder die E-mail, so können die Klinik und Ihr Hausarzt sich rasch miteinander abstimmen.

Regelmäßige ambulante Kontrollen helfen, wiederholte Krankenhausaufenthalte zu vermeiden.

Diabetes und Kindergarten

Für die weitere Entwicklung Ihres Kindes ist es wichtig, dass es nach der Entlassung aus der Klinik wie bisher in den Kindergarten geht. Sie sollten aber mit den Erzieherinnen sprechen, dass es jetzt doch einige Besonderheiten zu beachten gilt.

Günstig wäre es, wenn Sie am Ende des Gesprächs ein Merkblatt dalassen könnten.

Das Merkblatt können Sie anhand der Angaben in diesem Buch individuell gestalten und zusammenstellen. Es gibt aber sicher auch an Ihrer Klinik Faltblätter und vorgefertigte Informationsblätter, die Sie mitnehmen können. Vielleicht ist ja gerade eine Betreuerin bei Ihrem Gespräch verhindert oder jemand möchte noch einmal etwas nachlesen. Gerne wird auch von den Eltern bei uns das Angebot angenommen, mit der Diabetesberaterin gemeinsam zu der Besprechung in den Kindergarten zu gehen, fragen Sie deshalb einfach auch in Ihrer Klinik, ob eine solche Möglichkeit besteht.

Worüber sollten Sie die Erzieherin informieren?

Da Diabetes im Kindesalter sehr selten ist, können Sie keinerlei Erfahrung mit der Erkrankung voraussetzen. Dass der Diabetes eine chronische, unheilbare Erkrankung ist, ist vielleicht auch der Erzieherin nicht bekannt. Wenn sie dann mit Ihrem Einverständnis die Gruppe informiert, wird sie den Kindern sagen, dass der Diabetes nicht wieder weggeht. Das Fehlen einer Schuld am Auftreten der Erkrankung sollte ebenfalls angesprochen werden. Ihr Kind hat nichts falsch gemacht, wenn es jetzt einen Diabetes bekommen hat. Im Gegensatz zu den sonst kursierenden Krankheiten ist der Diabetes aber auch nicht ansteckend. Zur Therapie werden Sie die Kindergärtnerin darauf hinweisen, dass Ihr Kind jetzt die Insulinspritzen täglich braucht und sich – vielleicht auch im Kindergarten – am Finger stupfen muss. Auf die einzuhaltende Diät kommen wir später noch zu sprechen. Sie werden dann die Erzieherinnen über die Symptome der Hyperglykämie aufklären, vor allem aber über die Anzeichen und die Behandlung der Hypoglykämie.

Wichtiger als ein promptes Beheben der Unterzuckerung ist jedoch zunächst ihre Verhinderung. Deshalb muss auf das vollständige und regelmäßige Essen zu den Zeiten, die Sie mit den Betreuerinnen festlegen, unbedingt geachtet werden. Wenn die Kinder »toben« und ihr Essen später bekommen als gewöhnlich, tritt häufig eine Unterzuckerung ein. Manche Erzieherinnen sind dann so couragiert, dass sie bei den Anzeichen einer Unterzuckerung einen Blutzuckertest machen. In anderen Fällen spürt das Kind selbst, dass es ihm nicht gut geht, es testet selbst und zeigt das Gerät mit dem Ergebnis dann der Kindergärtnerin. Oft ist es aber so, dass das Kind bei den ersten Erscheinungen einer Unterzuckerung sofort ohne Testen Traubenzucker, Saft oder Limonade bekommt. Wichtig ist, dass alle Betreuerinnen wissen, wo sich der von Ihnen abgegebene Traubenzucker befindet. Bewährt hat sich auch Flüssigzucker aus der Tube, davon braucht man nur aus der Tube etwas Sirup in den Mund zu geben, ohne dass es wie Traubenzucker erst gekaut werden muss.

Informationen für den Kindergarten

Liebe Erzieherinnen, liebe Erzieher,

in Ihrer Kindergartengruppe ist ein Kind an Diabetes mellitus erkrankt. Da es für die Entwicklung des Kindes wichtig ist, auch weiterhin in den Kindergarten zu gehen, haben wir dieses Merkblatt zusammengestellt. Es soll Ihnen einen kleinen Einblick in den Diabetes geben und gleichzeitig eine Hilfe für Sie im Alltag darstellen.

Der Diabetes mellitus (die Zuckerkrankheit) ist eine Stoffwechselstörung, an der in Deutschland pro Jahr ca. 1500 Kinder erkranken.

Dem diabetischen Kind steht das zur Senkung des Blutzuckerspiegels notwendige Hormon Insulin unzureichend oder gar nicht mehr zur Verfügung. Um den Blutzuckerspiegel in einen normalen Bereich abzusenken, benötigt das Kind Insulin, das ihm in Form von Injektionen zugeführt wird. Die Verabreichung von Tabletten kann bei dieser jugendlichen Form des Diabetes den Insulinmangel nicht beheben. Die meisten Kinder mit Diabetes sind auf drei oder vier Insulininjektionen pro Tag »eingestellt«.

Die erste Insulininjektion am Tag bekommen die Kinder morgens, eine halbe Stunde vor dem Frühstück. Die Kinder haben eine spezielle Diät, die zumeist aus drei großen und drei kleinen Mahlzeiten besteht. Hierbei werden die Kohlenhydrate berücksichtigt und genau berechnet.

Kohlenhydrate wie Bonbons, Schokolade, Eis und Kuchen sollten die Kinder nur essen, wenn diese berechnet und in ihrem »Diät«-Plan integriert sind. Dies sollten Sie vor allem an Kindergeburtstagen berücksichtigen. Hier ist es am besten, Sie sprechen sich mit der Mutter des Kindes ab, da diese dann für ihr Kind eine berechenbare Süßigkeit mitgeben kann. So kann das Kind an der Geburtstagsfeier wie alle anderen Kinder auch teilnehmen.

Ebenfalls ist es wichtig, dass ein Kind mit Diabetes seine mitgebrachten Mahlzeiten (d. h. den Kohlenhydratanteil) vollständig isst. Bei evtl. auftretenden Schwierigkeiten sollten Sie sich mit der Mutter des Kindes in Verbindung setzen. Wir stehen Ihnen bei Fragen auch jederzeit zur Verfügung.

Müssen auch die anderen Eltern und Kinder informiert werden?

Inwieweit die anderen Kinder der Gruppe erfahren sollen, dass Ihr Kind Diabetes hat, müssen Sie selbst entscheiden. Es erleichtert aber unserer Meinung nach den Alltag, wenn die Umgebung informiert ist, denn nur so kann das notwendige Verständnis für die Erkrankung wachsen. Andere Kinder wissen dann nicht nur, dass mit Ihrem Kind nicht dessen Vollkornbrot gegen Bonbons getauscht werden soll, sie können ihm auch bei einer Unterzuckerung helfen. Ein weiteres Problem in dieser Altersstufe stellen die Kindergeburtstage dar, die Sie mit den Kindergärtnerinnen im Vorfeld besprechen sollten. Sie selbst wissen ja, wie streng oder locker Sie die Diät bei Ihrem Kind halten können. Da die Kinder im Kindergarten zur gesunden Ernährung hingeführt werden, gibt es heute sowieso kaum noch »Tortenschlachten« und die »Preise« bestehen nicht mehr nur aus Süßigkeiten. Wir wollen, dass Ihr Kind am Kindergeburtstag überhaupt teilnimmt und nicht ausgeschlossen wird, weil die anderen Eltern unsicher sind, wie sie sich verhalten sollen. Vielleicht muss Ihr Kind mittags oder nachmittags dann eine zusätzliche Spritze bekommen, damit die Werte nach dem Kindergeburtstag nicht zu hoch ausfallen. Die Dosis werden Sie mit Ihrem Diabetes-Team oder nach einiger Erfahrung dann auch selbst festlegen. Wenn Sie Ihrem Kind den Grund für die zusätzliche Spritze erklären, wird sie wahrscheinlich kaum abgelehnt.

Im Notfall

Sollte es aber im Kindergarten oder beim Kindergeburtstag einmal ernste Probleme geben und man dort mit der Situation nicht klarkommen, so haben Sie wahrscheinlich schon beim Erstgespräch nicht nur Ihre eigene Telefonnummer hinterlassen, sondern auch die des Notarztes und/oder der behandelnden Klinik oder Ihrer Kinderärztin. Die Erzieherinnen können dann Hilfe herbeiholen. Es ist auch sehr günstig, wenn Ihr Kind beim Zoo-Besuch im Kindergartentäschchen eine Karte mit diesen Telefonnummern hat, auf deren Rückseite geschrieben steht, was im Notfall bei einer Unterzuckerung getan werden muss. Solche Kärtchen gibt es von verschiedenen Firmen über Ihr Diabetes-Team. Bewährt hat sich besonders ein Anhänger mit einer SOS-Kapsel um den Hals. Schraubt man die Kapsel auf, entfaltet sich ein Zettel, auf dem neben den persönlichen Angaben und den entsprechenden Telefonnummern die Diagnose des Diabetes mellitus Typ I steht. Wir empfehlen, einen solchen Anhänger nicht nur beim Urlaub im Ausland zu tragen, sondern auch im Kindergarten oder auf dem Spielplatz.

Erinnern Sie zum Abschluss Ihres Informationsgespräches die Erzieherinnen daran, einem bewusstlosen Kind keine feste oder flüssige Nahrung einzuflößen. Wie im Erste-Hilfe-Kurs gelernt, sollte das Kind in die so genannte stabile Seitenlagerung gebracht werden. Manche Kindergärtnerinnen lassen sich auch die Glucagonspritze zeigen und können so Ihrem Kind schon helfen, bevor der Notarzt eingetroffen ist. Glücklicherweise sind solche schweren Entgleisungen aber sehr selten.

Diabetes und Schule

Die Diagnose des Diabetes mellitus stellt für die Eltern und die Kinder und Jugendlichen ein Schock dar. Sie geraten in eine Krise, wenn bei ihnen Diabetes festgestellt wird. Das Leben verändert sich radikal: Injektionen, Tests, Nahrungsumstellung bzw. überhaupt die Tatsache, dass nicht mehr spontan, sondern nur noch überlegt gegessen werden kann, machen ihnen zu schaffen. Wie sieht es aber aus, wenn die Kinder wieder in die Schule gehen? Wird die Krankheit von den Mitschülern und Freunden akzeptiert? Wenn dann auch der Lehrer noch schockartig reagiert, tendenziell sich abwendet oder sogar hilflos antwortet, kann sich der weitere Verlauf kritisch bis katastrophal entwickeln.

Sprechen Sie mit den Lehrern

Es erweist sich deshalb als günstig, den zuständigen Lehrern wenigstens ein Grundwissen über das Krankheitsbild und die Prinzipien der in aller Regel ambulanten Weiterbehandlung zu vermitteln. Sie sollten in diesem Gespräch von sich aus auch auf die Ursachen der Erkrankung eingehen. Es ist recht erstaunlich, dass dabei immer wieder eine einseitige Ernährung als Auslöser der Erkrankung vermutet wird. Sprechen Sie diesen Punkt ruhig an, der vielfach als stiller Vorwurf im Raum steht.

Pädagogen haben einen großen Einfluss auf die Befindlichkeit des Kindes mit Diabetes mellitus. Schließlich ist der Diabetes ja keine Erkrankung, die nur während stationärer Krankenhausaufenthalte behandelt wird, ein Großteil des Alltags spielt sich in der Schule ab. Umso wichtiger ist es, dass der Lehrer sich nicht gleichgültig verhält, sondern sich mit dem Krankheitsbild auseinander setzt. Geben Sie ihm deshalb entsprechende Broschüren mit, die Sie von Ihrem Diabetes-Team erhalten haben, nehmen Sie eventuell die Diabetesberaterin zu einem weiteren Termin mit, wenn der Lehrer zusätzliche Fragen hat. Die besten Erfahrungen haben wir damit gesammelt, dass eine Krankenhauslehrerin aus unserer Klinik in die Stammschule geht, mit dem Lehrerkollegium spricht und eine Unterrichtsstunde hält, wenn die Eltern dies wünschen. Es ist sehr wichtig, dass Ihr Kind in seiner Schul- und Freizeit den Diabetes nicht als Krankheit im eigentlichen Sinne empfindet, dass übertriebene Vorsicht oder auch Verbote nicht noch zusätzlich beschränken. Ein Kind mit Diabetes darf nicht ausgegrenzt werden, dies gilt besonders für Klassenfahrten oder Schullandheimaufenthalte. Nur so kann es lernen, seine Krankheit zu akzeptieren und mit ihr zu leben. Sicherlich müssen Sie aber auch in der Schule über die Symptome der Hyperglykämie aufklären und über das richtige Erkennen und Behandeln einer Unterzuckerung.

Diabetes ist kein Grund, vom Sportunterricht befreit zu werden. Im Gegenteil, wie wir unter dem Kapitel Diabetes und Sport geschrieben haben, sollten die Kinder sportlich aktiv sein. Nur an die Sport-KHE müssen Sie oder Ihr Kind denken. Am einfachsten sind Trinkpäckchen mitzunehmen. Wenn vor dem Sport ein Blutzuckertest gemacht werden könnte, wäre die Situation ideal. Wenn es aber doch einmal zu einer so starken Unterzuckerung kommt, dass der Sport abgebrochen werden muss, sollte das Kind sich nicht allein im Umkleideraum hinlegen oder ohne Verständigung der Eltern allein nach Hause geschickt werden. Erinnern Sie bitte die Lehrer daran, dass eine unbehandelte Hypoglykämie zu Bewusstseinsverlust sowie zu Krampfanfällen führen kann.

Essen im Unterricht?

Unterzuckert Ihr Kind im Unterricht, so muss es das Recht haben, auch während des Unterrichtes essen oder trinken zu dürfen. Merkt die Lehrerin anhand eines krakelig werdenden Schriftbildes bei Ihrem Kind eine drohende schwere Hypoglykämie, und lehnt das Kind dann eine Nahrungsaufnahme ab, wenn es darauf angesprochen wird, so bitten Sie die Lehrerin eindringlich, dass sie gerade deshalb auf einem Blutzuckertest besteht oder auf der Einnahme von Traubenzucker. Die Ablehnung kann ja Ausdruck der Unterzuckerung sein, wie wir im Kapitel über die Hypoglykämie unter dem Stichwort Verhaltensänderung beschrieben haben! Bei Grundschulkindern werden Sie der Lehrerin am besten ein Päckchen Traubenzucker zur Verwahrung in ihrem Pult geben.

Der Notfall

Lässt sich eine Unterzuckerung nicht abfangen, so sollte im Schulsekretariat die Telefonnummer des Notarztes notiert sein. Als Diagnose ist der Diabetes mellitus und als akuter Anlass für den Einsatz eine schwere Unterzuckerung zu nennen.

Bei Bewusstlosigkeit keine feste oder flüssige Nahrung einflößen, das Kind in stabile Seitenlagerung bringen lassen.

Im Sekretariat der Schule lässt sich in der Regel auch die Glucagonspritze hinterlegen. Auf der weiterführenden Schule werden vor allem die Biologielehrer Ihre Ansprechspartner werden, sie trauen sich meist am ehesten zu, die Glucagon-Spritze im Notfall zu verabreichen. Hat Ihre Tochter eine gute Freundin oder Ihr Sohn einen guten Freund, werden diese vielleicht auf einer Klassenfahrt bei einer Unterzuckerung helfen. Sie können dann Ihr Kind einigermaßen beruhigt mitfahren lassen. Die SOS-Kapsel oder wenigstens die Karte für den Notfall mit den Verhaltensmaßregeln und den Telefonnummern, die wir im Kapitel Diabetes und Kindergarten erwähnten, sollte es aber auf jeden Fall dabei haben.

Solche Notfall-Ereignisse sorgen nicht nur bei Ihnen, sondern auch in der Schule für Aufregung. Wenn die Lehrer aber wissen, worum es geht, können sie sich besser auf eine solche Situation einstellen. Den Diabetes zu verschweigen, ist ein verständlicher Wunsch der meisten Jugendlichen, da sie genauso sein wollen wie die anderen. Sie sollten deshalb mit Ihrem Kind besprechen, in welcher Form und wer von den Mitschülern in der Klasse informiert sein soll. Im nächsten Kapitel schildern wir Ihnen, wie Sie Ihr Kind auf eine solche Situation vorbereiten können.

Das Lehrerkollegium sollte auf jeden Fall Bescheid wissen. Wie schon eingangs erwähnt, gibt es genügend Broschüren, und Ihr Diabetes-Team wird Ihnen auch beim Thema Diabetes und Schule weiterhelfen.

Was Lehrer über Diabetes wissen sollten

In den folgenden Abschnitten werden wir Ihnen Hinweise geben, welche Informationen und Kenntnisse über den Diabetes für Lehrer und für Ihr Kind in der Schule besonders nützlich sind. Es ist nicht notwendig, dass sich ein Lehrer das volle theoretische Wissen über den Diabetes aneignet. Er sollte jedoch über einige Punkte besonders gut informiert sein.

Unterzuckerungen: Es ist wichtig, dass Lehrer über die Ursachen, die Anzeichen und die Behandlung von Unterzuckerungen Bescheid wissen. Die Informationen dazu sind dann hilfreich, wenn sie verständlich sind und die Situation nicht dramatisieren. Der Lehrer sollte wissen, welche Umstände und Verhaltensweisen zu Unterzuckerungen führen können. Dazu zählen der Sportunterricht und alle Aktivitäten in der Schule, bei denen sich das Kind körperlich viel bewegt. Die pünktliche Einnahme von Zwischenmahlzeiten ist eine Gewähr für die Vermeidung von Unterzuckerungen.

Die Lehrer sollten in der Lage sein, die ersten Anzeichen einer Unterzuckerung beim Kind zu erkennen. Wenn Sie dem Lehrer eine Broschüre über Diabetes geben, sind darin die häufigsten Anzeichen bereits beschrieben. Sie sollten ihm aber auch die individuellen Anzeichen Ihres Kindes mitteilen, denn diese können anders sein als die in einer allgemeinen Beschreibung genannten.

Die Behandlung einer beginnenden Unterzuckerung ist relativ einfach, wenn die dazu notwendigen Kohlenhydrate in Form von Getränken oder Snacks bereitstehen. Ihr Kind sollte immer »Reservenahrung« in der Schultasche haben. Wenn die Lehrer einverstanden sind, können Sie auch eine »Hypo-Box« in der Schule oder im Klassenzimmer einrichten, aus der bei Unterzuckerungen etwas gegessen wird. Der Lehrer muss darauf achten, dass das Kind bei einer Unterzuckerung die nötige Mahlzeit wirklich zu sich nimmt und sich anschließend für mindestens 20 Minuten körperlich nicht anstrengt. Mahlzeiten für Unterzuckerungen sollten einfach verpackt und leicht zugänglich sein, damit ihr Verzehr den Unterricht nicht übermäßig stört. Wenn Ihr Kind in der Schule ein Blutzuckermessgerät mitführt, sollte bei Verdacht auf Unterzuckerungen ein Test immer möglich sein.

Zwischenmahlzeiten: Im Allgemeinen besteht die Insulinbehandlung bei Grundschulkindern aus drei Injektionen am Tag. Das bedeutet, dass mindestens eine Mahlzeit am Vormittag in der Schule eingenommen werden muss. Diese Mahlzeit wird von den Eltern mitgegeben und gehört zum Behandlungsplan. Manche, vor allem ältere Schulkinder bekommen ein »Pausengeld«, um sich am Kiosk ihre Mahlzeit zu kaufen. Die gekaufte Zwischenmahlzeit besteht nach unserer Erfahrung meistens aus Schokoriegeln, während die von zu Hause eher zum gesunden Ernährungsplan passt. Lehrer sollten wissen, dass diese Mahlzeiten ein fester Bestandteil der Diabetesbehandlung sind. Das Kind muss die Möglichkeit haben, zum vorgegebenen Zeitpunkt essen zu können. Am Vormittag wird die Zwischenmahlzeit meistens gegen 10 Uhr eingenommen und fällt damit oft in die große Pause.

Blutzuckerkontrollen: Der technische Fortschritt hat zur Entwicklung von kleinsten Blutzuckermessgeräten geführt, die leicht im Schulgepäck mitgeführt werden können. Das macht eine Blutzuckertestung in der Schule unkompliziert. Solche Testungen in der Schule sollten allerdings besonderen Situationen wie Verdacht auf Unterzuckerungen oder Unwohlsein des Kindes vorbehalten bleiben. In der Schule sollten nur so viele Blutzuckerteste wie nötig gemacht werden. Auch kann die Testung vor der Sportstunde oder vor einem langen Heimweg durchgeführt werden.

Sport in der Schule: Der Sportunterricht macht Eltern häufig besondere Sorgen, da sie wissen, dass dabei Unterzuckerungen vermehrt auftreten können. Daher empfiehlt es sich, mit dem Sportlehrer Kontakt aufzunehmen, um im persönlichen Gespräch auf die Vorbeugung von Unterzuckerungen einzugehen. Wie schon angesprochen, ist die beste Methode, auf Nummer Sicher zu gehen, der Blutzuckertest vor dem Sportunterricht. Bei jüngeren Kindern, die vor dem Sport niedrige Blutzuckerwerte zeigen, sollte der Sportlehrer dafür sorgen, dass ein zusätzlicher kleiner Snack gegessen wird. Die Erfahrung zeigt, dass in solchen Situationen Kinder besonders gern ein kohlenhydrathaltiges Getränk wie z. B. Apfel- oder Orangensaft trinken, weil das schnell geht. Das Gleiche gilt für körperliche Betätigung in den Pausen wie z. B. beim Ballspielen oder Fangen.

Klassenarbeiten: Unterzuckerungen haben nicht nur körperliche Auswirkungen, sondern können auch die Denkfähigkeit des Schülers zeitweilig beinträchtigen. Das ist eine wichtige Information für Lehrer, die sie vor allem bei Klassenarbeiten berücksichtigen sollten. Eine Blutzuckerbestimmung vor der Klassenarbeit gibt einen Hinweis auf die Stoffwechsellage und damit auf die zu erwartende Leistung des Schülers. Bei niedrigen Blutzuckerwerten sollte eine »Denk-KHE« eingenommen werden. Manchmal kann der Blutzucker vor der Klassenarbeit zufällig niedrig sein, manchmal hat es aber bestimmte Gründe. Die Aufregung angesichts einer Klassenarbeit kann sich in hohen, aber auch in niedrigen Blutzuckerwerten ausdrücken.

Tagesausflüge: Schon in der Grundschule werden Tagesausflüge und Wanderungen vorgenommen. Davon sollten Kinder mit Diabetes nicht ausgeschlossen werden. Auch hier ist die gute Ernährungsplanung eine Voraussetzung für das Gelingen des Ausfluges. Eltern können sich beim Lehrer erkundigen, wie lange der Tagesausflug dauert, wie viel körperliche Aktivität geplant ist und wie die Verpflegung sein wird. Bei Wanderungen ist es wichtig, dass die Kinder genügend zuckerfreie Getränke dabei haben, da nicht alle Kioske solche führen. Bei Tagesausflügen gehören das Blutzuckermessgerät und der Traubenzucker in den Rucksack.

Schullandheim: Bei älteren Schulkindern gehört die Teilnahme an Freizeiten im Schullandheim zu den Erfahrungen, die für ihre soziale Entwicklung wichtig sind. Es besteht bei den Eltern eine gewisse Ängstlichkeit über die Behandlung des Diabetes im Schullandheim. Das betrifft einmal die Ernährung und zum anderen die Anwendung der richtigen Insulindosis. Lehrer haben in erster Linie Befürchtungen wegen möglicher Unterzuckerungen. Das bereitet den Eltern ebenfalls Sorgen. Wie bei Tagesausflügen sollte auch hier rechtzeitig mit der Planung begonnen werden. Bei Problemen sollte das Diabetes-Team angesprochen werden und nötigenfalls mit den Lehrern Kontakt aufnehmen. Wichtig ist, dass die Eltern und das Diabeteszentrum für die Lehrer erreichbar sind.

Wie sag ich's dem Lehrer?

Manchmal ist es nicht einfach, gegenüber Fremden und »Laien« die richtigen Worte, Formulierungen und Inhalte über den Diabetes zu finden. Deshalb haben wir für Sie einen Schüler mit Diabetes ausgewählt, der seine Lehrer wie folgt »aufklären« würde:

An meine Lehrerinnen und Lehrer!

Ich heiße Bernd und bin 8 Jahre alt. Seit 3 Jahren habe ich Diabetes. Aber Sie brauchen mich deshalb nicht »Diabetiker« zu nennen. Ich bin ein Kind mit Diabetes. Ich denke, fühle, spiele und lerne wie meine Mitschüler und wünsche mir sehr, dass ich genauso behandelt werde wie die anderen. Ich bin mit meinem Diabetes ein ganz normales Kind, auch wenn ich einige Dinge tun muss, die zunächst ungewöhnlich erscheinen:

Ich muss zwischendurch am Vormittag und am Nachmittag und vor bestimmten Tätigkeiten wie Sport, Anstrengung oder Bewegung kleinere

Mahlzeiten einnehmen. Meine Essenszeiten muss ich genau einhalten und die Mahlzeiten vollständig aufessen. Traubenzucker oder andere zuckerhaltige Nahrungsmittel muss ich immer bei mir haben für den Fall, dass mein Blutzucker zu niedrig wird.

Meistens ist mein Diabetes gut eingestellt, aber manchmal kann der Blutzucker stark nach oben oder unten schwanken. Um das zu verhindern oder wieder auszugleichen, muss ich folgende Dinge tun:

Insulin spritzen: Ich brauche jeden Tag eine Insulinspritze vor dem Frühstück, dem Mittag- und vor dem Abendessen. Es gibt auch Kinder, die sich sogar vor jeder Mahlzeit Insulin spritzen, also sechsmal am Tag.

Mahlzeiten essen: Ich muss zu bestimmten Zeiten eine bestimmte Menge an Kohlenhydraten mit meiner Nahrung essen. Ich darf die Mahlzeiten nicht vergessen oder auslassen.

Blutzucker testen: Um zu sehen, wie mein Diabetes eingestellt ist, muss ich jeden Tag mehrmals meinen Blutzuckerspiegel messen. Dafür habe ich ein Blutzucker-Messgerät, das ich allein bedienen kann. Dazu piekse ich mit einem Stift in meine Fingerkuppe und drücke einen Blutstropfen auf einen Teststreifen. Nach kurzer Zeit kann ich dann die Höhe des Blutzuckers auf dem Gerät ablesen. Normalerweise teste ich zu Hause, aber manchmal ist es gut, auch woanders den Blutzucker zu messen. Das hilft mir, meinen Eltern und meinem Arzt, den Diabetes richtig einzustellen. Außerdem sehe ich so, wie hoch oder niedrig mein Blutzucker gerade ist. Wenn ich in der Schule oder im Unterricht testen muss, versuche ich, dabei so leise wie möglich zu sein, um die anderen nicht zu stören.

Sportunterricht und Bewegung: Ich kann beim Sport genauso mitmachen wie meine Mitschüler. Es gibt sogar viele berühmte Sportler, die Diabetes haben. Außerdem ist Bewegung für mich gesund, denn körperliche Anstrengung erleichtert die Verwertung des Zuckers durch das Insulin. So kann viel Bewegung auch den Blutzucker senken. Wenn ich weiß, dass ich mich mehr bewegen werde als sonst, esse ich davor eine kleine Extra-Mahlzeit. Ich kann auch meinen Blutzucker messen, um auf Nummer Sicher zu gehen. Die Extra-Mahlzeiten und der Blutzuckertest helfen mir, eine Unterzuckerung zu vermeiden. Vor dem Schwimmen sollte ich immer meinen Blutzucker testen und, wenn nötig, zusätzlich etwas essen oder trinken. Es macht mir auch nichts aus, wenn ich beim Schwimmen genauer beobachtet werde. Sollte ich mich dabei auffällig verhalten, können Sie mich immer nach meinem Blutzuckerwert fragen.

Unterzuckerung: Manchmal kann es trotzdem zu einer Unterzuckerung kommen. Das kann für mich sehr unangenehm sein, weil ich mich dabei vielleicht anders verhalte als sonst. Ich tue das aber nicht mit Absicht. Zum Glück macht sich eine Unterzuckerung meistens durch besondere Anzeichen bemerkbar. Meine Eltern haben mit Ihnen bestimmt schon über meine Anzeichen für eine Unterzuckerung gesprochen. Normalerweise spüre ich eine Unterzuckerung ganz gut und kann etwas dagegen unternehmen. Aber wenn ich abgelenkt bin oder nicht daran denke, kann es passieren, dass ich sie nicht gleich merke. Deshalb ist es wichtig, dass auch andere Menschen von meinen Anzeichen wissen. Wenn ich im Unterricht plötzlich etwas esse, dann nicht, um die Lehrer zu ärgern oder damit anzugeben, sondern weil ich meine Anzeichen spüre. Ich habe solche Nahrungsmittel dabei, die ich schnell essen kann und die nicht sehr stören.

Hoher Blutzucker: Wenn mein Blutzucker über mehrere Stunden hoch ist, kann es für mich ebenfalls unangenehm sein. Die Anzeichen für einen hohen Blutzucker sind aber nicht so deutlich und sichtbar wie für Unterzuckerungen. Oft kommt es zu starkem Durst, ich muss häufig auf die Toilette gehen und fühle mich müde. Wegen der Müdigkeit kann ich mich nicht so richtig konzentrieren, und das häufige Aufsuchen der Toilette kann den Unterricht stören, oder komisch aussehen. Das ist meistens nicht gefährlich. Wenn der Blutzucker aber weiter ansteigt, werde ich schläfrig und muss erbrechen. Dann müssen auf jeden Fall meine Eltern oder mein Arzt benachrichtigt werden. Das kommt aber sehr selten vor.

Unregelmäßigkeiten im Schulalltag: Ich sollte nicht über die normale Schulzeit hinaus in der Schule verbleiben, ohne dass meine Eltern es einen Tag vorher wissen. Wenn sie rechtzeitig über solche Veränderungen informiert sind, kann ich eine Extra-Mahlzeit mitbringen, und meine Eltern sorgen sich nicht, wenn ich später als sonst nach Hause komme. Ich sollte auch nicht ohne Aufsicht das Klassenzimmer verlassen oder allein bleiben, wenn mir schlecht ist.

Klassenarbeiten: Bei Klassenarbeiten achte ich darauf, dass mein Blutzucker nicht zu niedrig oder zu hoch ist. Das hilft mir, mich besser auf die Aufgaben zu konzentrieren. Es kann passieren, dass ich zwischendurch etwas essen muss, weil ich das Gefühl habe, dass mein Blutzucker niedrig ist. Ich versuche, dabei so leise wie möglich zu sein, und es sind auch keine »Spickzettel« im Essen versteckt.

Mein Wunsch: Am besten wäre es, wenn alle meine Lehrer und auch meine Mitschüler das Wichtigste über den Diabetes wissen würden. Dann könnte ich wie jedes andere Kind unbesorgt die Schule besuchen.

Informationen für die Schule

Sehr geehrte Frau, sehr geehrter Herr ....

in Ihrer Klasse ist ein Kind/ein/e Jugendliche/r an Diabetes mellitus erkrankt. Mit diesem Schreiben möchten wir Ihnen Informationen über den Diabetes mellitus Typ 1 (auch jugendlicher Diabetes genannt) geben. Es soll Ihnen einen kleinen Einblick in den Diabetes bieten und gleichzeitig eine Hilfe für Sie im Umgang mit dem/der betreffende/n Schüler/Schülerin darstellen.

Der Diabetes mellitus (die Zuckerkrankheit) ist eine Stoffwechselstörung, an der pro Jahr ca. 1500 Kinder in Deutschland erkranken. Dem diabetischen Kind steht das zur Senkung des Blutzuckerspiegels notwendige Hormon Insulin unzureichend oder gar nicht mehr zur Verfügung. Um den Blutzuckerspiegel in einen normalen Bereich abzusenken, benötigt das Kind Insulin, das ihm in Form von Injektionen zugeführt wird. Die Verabreichung von Tabletten kann bei dieser jugendlichen Form des Diabetes den Insulinmangel nicht beheben. Die meisten Kinder und Jugendlichen mit Diabetes sind auf drei oder vier Insulininjektionen pro Tag »eingestellt«.

Die erste Insulininjektion am Tag bekommen die Kinder und Jugendlichen morgens, eine halbe Stunde vor dem Frühstück. Die Kinder und Jugendlichen haben eine spezielle Diät, die zumeist aus drei großen und drei kleinen Mahlzeiten besteht. Hierbei werden besonders die Kohlenhydrate berücksichtigt und genau berechnet. Der Zeitpunkt der notwendigen Kohlenhydratzufuhr fällt leider nicht immer mit den Unterrichtspausen zusammen. Wir versuchen jedoch immer, die Therapie so gut wie möglich in den normalen Tagesablauf unserer Patienten zu integrieren. Ein diabetisches Kind/Jugendlicher muss daher die Möglichkeit haben, auch während des Unterrichts essen zu können, da es sonst zu einer gefährlichen Unterzuckerung kommen kann.

Dies sollte nach Möglichkeit mit den Mitschülern besprochen werden, da es sich hier um eine Ausnahme handelt, die für die Behandlung des Diabetes wichtig ist.

Körperliche Aktivität spielt bei der Behandlung des Diabetes eine große Rolle. Es ist wichtig, dass diabetische Kinder und Jugendliche am Sportunterricht teilnehmen. Mögliche Gefahren entstehen im Sport nur dann, wenn er sich über längere Zeiträume erstreckt und intensiv betrieben wird. Unsere Patienten wurden in einer Schulung darauf genau hingewiesen und wissen, dass sie evtl. zusätzlich Kohlenhydrate zu sich nehmen müssen sowie zusätzliche Blutzuckerkontrollen gemacht werden sollten (zumindest in den ersten Wochen nach der Manifestation).

Schnell resorbierbare Kohlenhydrate wie Bonbons, Schokolade, Eis und Kuchen sollten die Kinder und Jugendlichen nur essen, wenn diese berechnet und in ihre Diät integriert sind. Ebenfalls wichtig ist, dass ein Kind/Jugendlicher mit Diabetes seine mitgebrachten Mahlzeiten (d. h. den Kohlenhydratanteil) vollständig isst.

Die künstliche Steuerung der Blutzuckerhöhe durch das gespritzte Insulin und die Diät erreicht nie die Präzision der natürlichen Regulierung, es kann daher zu Blutzuckerschwankungen kommen. Bei allen Menschen mit Diabetes kommt es zu diesen Schwankungen. Jedoch sind die Intensität und Dauer der einzelnen Schwankungen von Patient zu Patient unterschiedlich. Man unterscheidet zwischen zu hohem Blutzucker (Hyperglykämie) und zu niedrigem Blutzucker (Hypoglykämie).

Hoher Blutzucker führt zu größeren Zuckerausscheidungen durch die Niere und zu größeren Harnmengen. Die Kinder und Jugendlichen sind meist sehr durstig und müssen häufig auf die Toilette. Es kann auch zu einer raschen Ermüdbarkeit sowie zu Konzentrationsschwankungen kommen. In einer solchen Situation sollte die Einnahme von zusätzlichen Kohlenhydraten vermieden werden. Die mitgebrachte Mahlzeit des Kindes/Jugendlichen reicht in diesem Fall völlig aus.

Ein zu niedriger Blutzucker kann zu wesentlich unangenehmeren Zwischenfällen führen. Zumeist tritt er nach übermäßiger körperlicher Aktivität (d. h. mehr Bewegung als sonst) auf oder wenn eine Mahlzeit vergessen bzw. die Kohlenhydrate der Mahlzeit nicht vollständig aufgenommen wurden. Eine Unterzuckerung kann auch bei einer zu späten Aufnahme der Kohlenhydrate auftreten. Anzeichen einer Unterzuckerung sind: Heißhunger, Blässe, Zittern, Schwitzen, Wesensveränderungen. Im fortgeschrittenen Stadium kann es zu Schläfrigkeit, Verwirrtheit, oder sogar zu Bewusstseinstrübungen kommen. Die schnelle Zufuhr von leicht verdaulichen Kohlenhydraten wie Traubenzucker, Cola, Banane sowie reinen Fruchtsäften führt zu einer raschen Besserung der Symptomatik.

Die Kinder/Jugendlichen spüren beginnende Unterzuckerungen häufig selbst und nehmen dann die entsprechenden Kohlenhydrate zu sich. Sie werden in der Klasse bleiben können und sich rasch erholen. Ohne ausreichende Behandlung kann der Zustand jedoch zu einem schweren Schock führen. In diesem Fall hilft nur die subkutane Injektion von Glucagon (Notfallspritze) bzw. die intravenöse Glucose-Injektion durch einen Arzt. Das Hormon Glucagon bewirkt innerhalb von wenigen Minuten einen raschen

Blutzuckeranstieg. Bei mehrtägigen Klassenfahrten oder größeren Schulausflügen sollten Kinder/Jugendliche mit Diabetes immer dieses Notfallmedikament bei sich haben. Meist findet sich unter den Mitschülern/Mitschülerinnen bzw. bei den Lehrern/Lehrerinnen jemand, der sich mit der Handhabung des Glucagon-Sets vertraut macht. Das Hinzuziehen eines Arztes ist in einem solchen Notfall trotzdem unerlässlich.

Teilweise sind Kinder und Jugendliche mit Diabetes sehr darauf bedacht, dass ihre Erkrankung in ihrer Umgebung nicht bekannt wird bzw. dass sie keine öffentliche Erwähnung findet. Jugendliche sind manchmal eher bereit, in der Gruppe »Diätfehler« zu begehen, als darauf hinzuweisen, dass sie Diabetes haben und deshalb z. B. keine Coca Cola trinken sollten. Meist sind Kinder und Jugendliche mit Diabetes durch den Umgang mit ihrer chronischen Erkrankung etwas reifer als ihre Altersgenossen. Sie sind nicht mehr oder weniger begabt, aktiv oder inaktiv als andere Schüler auch.

Die schnellen Blutzuckerschwankungen können kurzfristig die körperliche und geistige Leistungsfähigkeit beeinträchtigen und eine besondere Reizbarkeit hervorrufen. Kommt dies allerdings häufig vor, sollte die Behandlung des Diabetes reflektiert werden. Sprechen Sie in einem solchen Fall mit den Eltern, dem Hausarzt oder unserer Klinik.

Abschließend möchten wir nochmals bemerken, dass Diabetes mellitus eine chronische Erkrankung ist. Da der Stoffwechsel vielfältigen Einflüssen unterliegt, die in kürzester Zeit zu einer ernsthaften Entgleistung führen können, ist der Diabetes mellitus andererseits auch eine akute Erkrankung. Um zu überprüfen, ob sich der Blutzucker in den üblichen Grenzen bewegt, ist eine regelmäßige Blutzuckerkontrolle unerlässlich. Der Urin wird ebenfalls auf Zucker- und Ketonkörperausscheidungen kontrolliert. Die Blutzucker-Selbstkontrolle sollte mindestens viermal täglich zu festen Zeiten vorgenommen werden, um zu sehen, ob das Verhältnis von Kohlenhydraten und Insulin ausgeglichen ist.

Die Eltern der Kinder und Jugendlichen mit Diabetes sind von uns geschult und informiert worden. Während dieser Zeit wurden ihnen auch verschiedene Möglichkeiten erläutert, um in besonderen Situationen richtig reagieren zu können.

Unserer Lehrerin an der Schule für Kranke .... , kommt gerne zu Ihnen in die Schule und informiert Sie und die Klasse über Diabetes und den Umgang damit im Alltag.

Bei evtl. Fragen stehen wir Ihnen gerne zur Verfügung. Sie können uns jederzeit telefonisch unter der Nummer .... erreichen.

Diabetes und Sport

Sport ist gut für jeden. Dies gilt auch für Ihr Kind, wenn es einen Diabetes hat. Durch Sport gewinnt man Freunde. Der Kreislauf wird trainiert, Herz und Lunge werden gestärkt. Die Muskeln bilden sich und auch die Beweglichkeit in den Gelenken wird verbessert. Obendrein stärkt er Selbstvertrauen und dient dazu, Stress abzubauen. Für ein Kind mit Diabetes ist es aber von entscheidender Bedeutung, dass Bewegung dazu beiträgt, den Blutzucker zu senken. Wenn die Muskulatur des Körpers bewegt wird, kann mehr Glucose in das Muskelgewebe transportiert werden. Demzufolge werden Sie feststellen, dass Sie z. B. im Sommer weniger Insulin spritzen müssen als im Winter, wenn man sich kaum bewegt.

Wenn der Blutzucker bei etwa 400 mg% liegt, hilft es allerdings nicht, durch Sport zu versuchen, den Wert wieder »runter zu bekommen«. Es wird nicht funktionieren.

Im Gegenteil, ist der Blutzucker extrem hoch und werden vielleicht sogar Ketone ausgeschieden, so heißt dies ja, dass nicht genügend Insulin vorhanden ist und demzufolge der Muskel nun überhaupt nicht mit Zucker versorgt werden kann. Es kommt eher noch zu einer Verschlechterung der Situation. Die einzige Chance ist dann, Insulin zu spritzen und erst danach Sport zu machen. Sicherlich muss in dieser Situation auch öfters getestet werden. Solche Ereignisse sind aber glücklicherweise selten, auch hier haben Sie wahrscheinlich schon ihre eigenen Erfahrungen gesammelt. Viele unserer Kinder und Jugendlichen sind sportlich überaus erfolgreich, gewinnen Vereinsmeisterschaften. Es gibt sogar Spitzensportler, die Goldmedaillen bei der Olympiade gewonnen haben, wie z. B. zwei Kapitäne der Deutschen Hockey-Nationalmannschaft.

Sport ist also trotz Diabetes möglich!

Was müssen Sie beachten?

Am besten ist Sport natürlich dann, wenn er regelmäßig durchgeführt wird und zu ganz bestimmten Zeiten, so dass Sie sich mit der Insulindosis und auch dem Essen darauf einstellen können. Wenn Ihr Sohn nachmittags auf die Idee kommt, mit seinen Freunden Fußball zu spielen, müssen Sie ihm sicherheitshalber Kohlenhydrate mitgeben, damit es nicht zu Unterzuckerungen kommt (Sport-KHE). Die Menge der Kohlenhydrate hängt natürlich davon ab, wie anstrengend die Bewegung ist. Spazierengehen, Tischtennisspielen oder auch Bowling ist nicht besonders anstrengend, man braucht nur etwa 1–(2) KHE pro Stunde Sport zusätzlich, wenn es nicht gerade ein Tischtennis-Turnier ist. Wenn der Blutzucker vor dem Tischtennisspielen schon über 180 mg %, aber unter 250 mg% ist, braucht man gar nichts vorher zu essen, sondern es reicht, wenn man hinterher Kohlenhydrate »nachschiebt«.

Schwimmen dagegen ist anstrengend. Hier können ohne weiteres 2–(4) KHE pro Stunde erforderlich werden, wenn tatsächlich Bahnen geschwommen werden und Ihr Kind nicht nur »planscht«. Mit vollem Bauch will man natürlich nicht gerne ins Wasser. Unserer Erfahrung nach hat sich in dieser Situation ein »Trinkpäckchen« mit Apfel- oder Orangensaft bewährt, wenn der Blutzucker schon über 180 mg%, aber noch unter 250 mg% liegt. Wenn der Blutzucker zwischen 80 und 180 mg% ist, sollte neben dem Apfelsaft auch etwas Brot gegessen werden, da Brot ja länger blutzuckermäßig »vorhält«.

Wann sollte bei Sport eine zusätzliche BE/KHE gegeben werden?

- Bei BZ-Werten unter 120 mg/dl immer eine BE/KHE geben.
- Bei BZ-Werten zwischen 120 und 180 mg/dl eine halbe BE/KHE geben.
- Bei BZ-Werten über 180 mg/dl keine zusätzliche BE/KHE.
- Bei BZ-Werten von 250 mg/dl und höher einen Acetontest machen lassen und Insulin nachspritzen.

Nicht vergessen – immer vor und nach dem Sport den Blutzucker testen!

Wichtig! Jeder Mensch reagiert auf sportliche Aktivität unterschiedlich, deshalb sollten die Erfahrungswerte der Vortage berücksichtigt werden.

Diabetes und Skifahren

Beim Skifahren wird man mit Zusatz-KHE gar nicht auskommen. Erfahrungsgemäß kommt man allerdings erst am späteren Vormittag dazu, sich zu bewegen. Deshalb werden Sie aller Voraussicht nach morgens das Kurzzeitinsulin unverändert belassen, aber das Verzögerungsinsulin um gut 20% reduzieren. Andere Jugendliche spritzen trotzdem die gleiche Menge und essen dann einfach mehr, Germknödel mit Vanillesauce schmeckt den meisten. Lang anhaltende Bewegung wie Skifahren führt längerfristig zu einer Absenkung des Blutzuckers. Sie müssen deshalb abends daran denken, sowohl Kurzzeit- als auch Verzögerungsinsulin um wenigstens 10 % zu senken. Mitunter fahren Jugendliche so intensiv Ski, dass ihre Dosis an Verzögerungsinsulin um $^1/_3$ bis $^1/_2$ reduziert wird. Für die Jugendlichen, die eine ICT durchführen, geben wir grundsätzlich den Rat, die Dosis um etwa $^1/_3$ bis $^1/_2$ zu reduzieren. Anfangs werden Sie mit Ihrem Diabetes-Team sicherlich besprechen, wie die Dosis anzupassen ist. Später haben Sie dann Ihre eigenen Erfahrungen gesammelt und können selbst die notwendigen Vorsichtsmaßnahmen treffen. Wichtig ist vor allem, dass Sie auf die Piste ausreichend Traubenzucker mitgeben. Schön wäre es natürlich auch, wenn zwischendurch bei einer Pause auf der Skihütte ein Test gemacht werden könnte.

Diabetes und Reisen

In der Anfangszeit nach der Diagnose haben Sie vielleicht das Gefühl, jetzt wegen des Diabetes nicht mehr verreisen zu können, vor allem nicht ins Ausland. Dies ist aber glücklicherweise nicht der Fall. Sie selber haben ja Spritzen oder Pens mit Insulin zu Hause, können selbst die Blutzuckerkontrollen durchführen und nach einiger Zeit selbst die Dosis entsprechend den Bedürfnissen Ihres Kindes anpassen. Deshalb steht auch einer Urlaubsreise nichts entgegen. In südlichen Ländern mit hohen Temperaturen müssen Sie allerdings damit rechnen, dass Ihr Kind mehr Energie verbraucht und dadurch die Werte tiefer liegen als zu Hause. Zudem ist die sportliche Aktivität oft erhöht, auf die Reduktion der Dosis sind wir bei dem Kapitel Diabetes und Sport schon eingegangen. Die Anpassung der Insulindosis haben wir im Abschnitt Übergangsformen der Insulintherapie besprochen.

Die Zeitverschiebung

Beim Hinflug: Wenn Sie nach Übersee in den Urlaub fliegen wollen, müssen Sie die Zeitverschiebung mit berücksichtigen. In der Regel fliegt man zur Mittagszeit von Deutschland in die USA. Ihr Kind wird sich deshalb im Flugzeug vor dem Mittagessen wie gewohnt spritzen und dann drei Stunden später auch seine Zwischenmahlzeit einnehmen. Es gibt im Flugzeug ja etwas Gebäck dafür. Sie selber werden aber zusätzlich noch einige Riegel oder Kekse mitnehmen. Noch im Flugzeug, d.h. etwa 5 bis 6 Stunden nach Abflug, muss die Abenddosis nach deutscher Zeit gespritzt werden, und dann gibt es im Flugzeug noch »Abendessen aus dem Rucksack«. Die Passkontrolle und die Zollformalitäten dauern in den USA meist recht lange, so dass nach der Landung meist beim Warten noch die Spätmahlzeit nach deutscher Zeit eingenommen werden muss. Sie sollten allerdings darauf achten, kein Wurstbrot mitzunehmen, da Wurst und Fleischwaren in den USA nicht eingeführt werden dürfen. Meist dauern die Einreiseformalitäten 1 Stunde, so dass sie schließlich abends gegen 17.00 Uhr nach amerikanischer Zeit im Hotel ankommen. Jetzt wird noch einmal für das Abendessen und die Spätmahlzeit gespritzt, danach sind Sie wieder in Ihrer üblichen Routine.

Beim Rückflug müssen Sie bedenken, dass sich die Nacht wegen des Zeitunterschiedes um 6 Stunden verkürzt. In der Regel fliegt man abends in den USA los und landet am nächsten Morgen in Deutschland. Sie »verlieren« also 6 Stunden. Dies bedeutet für Sie, dass Sie die Verzögerungsinsulindosis Ihres Kindes um $^1/_4$ reduzieren. Statt z.B. der üblichen 16 Einheiten NPH-Insulin dürfen Sie an dem Abend nur 12 Einheiten spritzen, da es sonst zu Unterzuckerungen kommt. Recht früh am Morgen nach deutscher Zeit gibt es Frühstück im Flugzeug, Sie sind dann wieder im deutschen System. Bei der ICT können Sie sogar statt des üblichen NPH-Insulins zur Spätinjektion das Insulin weglassen, wenn Sie an der Ostküste der USA losfliegen. Das Frühstück wird im Flugzeug nach deutscher Zeit ja schon um 4 Uhr serviert, so dass Sie auch so klarkommen.

Am besten besprechen Sie die Einzelheiten für Ihre Reise mit Ihrem Diabetes-Team und bringen den Zeitplan der einzelnen Flüge mit, so dass in aller Ruhe die Anpassung der Insulindosis erörtert werden kann. Bewährt hat sich bei Reisen ins Ausland auch eine Aufstellung der Medikamente und Spritzen, die Sie mitführen müssen, damit es am Zoll keine langen Diskussionen um die Einfuhr gibt. Vergessen Sie bitte das Glucagon nicht und bedenken Sie, wenn Ihnen das Insulin im Ausland ausgeht, dass es dort evtl. in einer anderen Konzentration vorliegt als bei uns. Wir hatten dies beim Kapitel über die Insulinkonzentrationen schon dargestellt.

Ausblick in die Zukunft

Den Diabetes zu heilen oder wenigstens die Behandlung einfacher zu gestalten, ist unser aller Wunsch. Tatsächlich bemühen sich Wissenschaft und Industrie auf verschiedenen Ebenen um eine Lösung der offenen Fragen. Die Schlagzeile »Diabetes ist besiegt!« kam im Mai 2000 aber doch zu früh.

Die Transplantation einer Bauchspeicheldrüse würde den Diabetes ursächlich heilen. Eine solche Operation wird schon seit Jahren in verschiedenen Zentren Deutschlands erfolgreich durchgeführt. Allerdings werden nicht so viele Organe gespendet, wie insgesamt gebraucht werden. Auch sonst gibt es noch einige Probleme bei diesem Verfahren, da solche gespendeten Organe nicht über Jahrzehnte zu 100 % vom Empfänger angenommen werden. Gegen die natürliche Abstoßungsreaktion des Körpers gegen jedes fremde Gewebe müssen täglich Medikamente genommen werden, die ihrerseits starke Nebenwirkungen haben. Auch technisch ist eine solche Operation aufwändig. Es wird nicht einfach die »alte« Bauchspeicheldrüse »rausgenommen« und durch eine neue ersetzt. Zu 98 % funktioniert ja das Pankreas Ihres Kindes. Es wird vielmehr eine zweite Bauchspeicheldrüse zusätzlich implantiert. Durch das zweite Pankreas werden nun aber doppelt so viele Verdauungssäfte ausgeschüttet, so dass die Patienten früher unter massiven Durchfällen gelitten haben. Heute hat man das Problem dadurch gelöst, dass der Hauptausführungsgang der Bauchspeicheldrüse an ein »kurzgeschlossenes« Dünndarmstück angeschlossen wird und so die überschüssigen Verdauungssäfte ausgeschieden werden. Besser wäre es angesichts dieser Situation natürlich, die Beta-Zellen allein zu verpflanzen, denn nur diese fehlen ja schließlich.

In Deutschland ist dies bislang jedoch nur in einer Klinik möglich. Ein Pankreas so aufzubereiten, dass genügend funktionstüchtige Inselzellen gewonnen werden, ist sehr aufwändig. Wenn die Inselzellen dann Ultraschall gesteuert in das Gefäß gespritzt werden, das zur Leber führt, müssen sie dort schließlich »angehen«, denn schließlich müssen die Zellen selbst ernährt werden. Für das Antikörper-System, das vor Jahren schon die körpereigenen Beta-Zellen zerstörte, ist dies sicher ein Reiz, wieder aktiv zu werden. Es muss deshalb auch bei der Inselzell-Transplantation konsequent ein Medikament verabreicht werden, das diese Abwehr verhindert. Abschließend möchten wir noch betonen, dass eine Inselzell-Transplantation derzeit experimentell ist, d.h. die Medizin befindet sich noch in einer reinen Versuchsphase. Neue Medikamente in Erprobung versprechen einen Durchbruch. Deshalb sind solche Verfahren auch nicht für Kinder gedacht. Auch eine Pankreastransplantation kommt für Kinder, die noch wachsen und gedeihen sollen, in unserem Land eindeutig nicht in Betracht.

Vielleicht kann man das Abwehrsystem in näherer Zukunft überlisten, indem die Inselzellen verkapselt und somit »unerkennbar« werden, die Kapsel aber ausreichend durchlässig ist, um das Insulin der Beta-Zellen in den Körper abzugeben. Wir werden die weitere Entwicklung auf diesem Gebiet abwarten müssen.

Auch die technologische Entwicklung hin zum künstlichen Pankreas ist noch nicht so weit, dass Ihr Kind morgen schon davon profitieren kann. Sicher ist es inzwischen möglich, Insulin über eine Pumpe in den Körper zu bringen, die bei Erwachsenen auch implantiert werden kann. Sicher hat die Miniaturisierung in der Technik schon solche Fortschritte gemacht, dass auch die Geräte zur kontinuierlichen Blutzuckermessung nicht mehr so groß sind wie ein Fernsehapparat, sondern kleiner als eine Zigarettenschachtel, also von der Größe her auch implantierbar wären. Das Problem ist aber nicht so sehr die Größe des Gerätes als die Tatsache, dass der Zuckergehalt auf Dauer nur im Blut verlässlich gemessen werden kann. Sie haben aber wahrscheinlich selbst bei der Einlieferung Ihres Kindes im Krankenhaus miterlebt, dass die kleinen Plastikschläuche in den Gefäßen nach einer gewissen Zeit »verstopfen« und gewechselt werden müssen. Ein Blutzuckermessfühler, den man unter die Haut ins Fettgewebe schiebt, befindet sich mittlerweile auf dem Markt. Auch auf diesem Sektor brauchen wir noch viel Geduld.

Das Gleiche gilt auch für Geräte, mit denen der Blutzucker unblutig durch die Haut am Arm gemessen werden sollte. Es gab schon entsprechende Prospekte. Nur hat dieses Gerät die Teste durch die amerikanische Zulassungsbehörde nicht endgültig bestanden.

Wenn schon nicht heilen oder einfacher als bisher den Diabetes zu behandeln – gibt es eine Chance, ihn wenigstens zu verhindern? Sie erinnern sich wahrscheinlich noch an unsere Worte im Abschnitt »Den Diabetes verhindern« zu Beginn des Buches. Es gibt immer wieder neue Substanzen, die ausprobiert werden. Selbst wenn der Erfolg solcher Studien, wie er sich abzeichnet, nicht immer ermutigend ist für Sie und Ihre Familie – die Hoffnung sollten Sie nicht aufgeben! Irgendwann wird das Rätsel der Entstehung dieser Erkrankung gelöst. Dann eröffnen sich möglicherweise neue Aussichten auf eine einfachere, bessere, weil ursächliche Behandlung. Bis dahin hoffen wir aber, Ihnen mit diesem Buch gezeigt zu haben, dass auch heute schon ein ganz »normales« Leben mit Diabetes möglich ist.

Glossar

Aceton
Stoffwechselprodukt, eines der Ketonkörper. Es ist eine organische Verbindung, die süßlich-faulig riecht. Im Haushalt wird es als Nagellackentferner benutzt. Im Körper des Menschen entsteht Aceton bei der Verbrennung von Fetten. Aceton wird über den Urin ausgeschieden, ist aber auch in der Atemluft nachweisbar. Aceton fällt an bei Insulinmangel, aber auch bei Gesunden, die längere Zeit gefastet haben.

Acetonurie
Ausscheidung von Aceton und anderen Ketonkörpern, deshalb wird auch von Ketonurie gesprochen; siehe Erläuterung dort. Nachweisbar bei Infekten oder bei nicht ausreichend behandeltem Diabetes, bei stoffwechselgesunden Kindern bei unstillbarem Erbrechen oder beim Fasten.

Adrenalin
Stresshormon, gebildet im Nebennierenmark, hebt den Blutzuckerspiegel an, wird auch beim Gesunden bei Krankheit oder Stress vermehrt ausgeschüttet.

Albuminurie
Ausscheidung von Albumin, einem Eiweiß, im Urin. Deutet auf eine Nierenbeteiligung durch den Diabetes hin.

Altinsulin
Normalinsulin oder Kurzzeitinsulin, liegt in klarer Lösung in den Insulinampullen in einer Konzentration von 40 Einheiten pro ml oder in den Pen-Patronen in einer Konzentration von 100 Einheiten pro ml vor.

Aminosäuren
Bausteine des Eiweißes.

Anorexia nervosa
Nervöse Magersucht.

Azidose
Übersäuerung des Körpers durch Überschuss saurer Stoffwechselprodukte, z. B. die Ketonkörper.

Basis-Bolus-Konzept
Neue Behandlungsform mit einer, zwei oder drei Injektionen Verzögerungsinsulin zur Abdeckung des Stoffwechselgrundbedarfs (= Basis) und Kurzzeit-Insulin-Injektion vor den jeweiligen Mahlzeiten (= Bolus).

Basalrate, Basis
Menge an Insulin, die für den Grundbedarf des Körpers, seinen Stoffwechsel, ohne Nahrungszufuhr gebraucht wird. Der Begriff spielt vor allem bei der Insulinpumpentherapie und bei der intensivierten konventionellen Therapie eine Rolle.

Bauchspeicheldrüse
Drüsiges Organ von etwa 75–150 g Gewicht, dient zu 98 % der Verdauung, in den restlichen Zellen werden lebensnotwendige Hormone gebildet.

Beta-Zelle
Bestimmte Zellen der Langerhansschen Inselzellen in der Bauchspeicheldrüse, die das lebensnotwendige Hormon Insulin produzieren.

Blutzucker (BZ)
Gehalt des Traubenzuckers (= Glucose) im Blut. Kapillär, d.h. durch Stich am Ohrläppchen oder in die Fingerbeere, venös, d.h. durch Entnahme von Blut aus der Vene, messbar.

Blutzuckerspiegel
Gehalt des Blutes an Traubenzucker, Normalwert für Kinder: 50–100 mg/dl (= mg%).

Bolus
Gabe eines Normalinsulins ohne Mischung mit Verzögerungsinsulin vor dem Essen oder zum Korrigieren erhöhter Werte.

Broteinheit (BE)
Herkömmlicher Begriff für eine Berechnungseinheit oder Schätzgröße der Nahrung, bezieht sich auf die in einem Nahrungsmittel enthaltenen Kohlenhydrate. 1 BE entspricht 12 Gramm Kohlenhydraten.

Bulimie
Krankhafte Essattacken, gefolgt von selbst herbeigeführtem Erbrechen.

C-Peptid
Connecting peptid. Als Peptid wird eine Aneinanderreihung bestimmter Aminosäuren bezeichnet. Das C-Peptid verbindet die A- und B-Kette des Insulins, es dient als Maß der Restaktivität des Pankreas.

Coma diabeticum
Diabetisches Koma, lebensbedrohlicher Zustand der extremen Benommenheit infolge massiver Blutzuckererhöhung, in aller Regel mit einer schweren Azidose (siehe dort) einhergehend.

Dawn-Phänomen
Anstieg der Blutzuckerwerte im Morgengrauen (dawn, engl. = Morgengrauen). Vor allem in der Pubertät Grund für hohe Nüchternwerte.

DCCT
Diabetes complication control trial = amerikanische Langzeitstudie zur Untersuchung des Zusammenhanges zwischen Stoffwechseleinstellung und Folgeerkrankungen.

Diabetes mellitus
Zuckerkrankheit. Das Wort Diabetes stammt aus dem Griechischen und bedeutet »Hindurchfließen«, das Wort mellitus ist lateinisch und heißt honigsüß. Chronische, unheilbare Stoffwechselstörung durch Insulinmangel.

Diabetiker-Selbsthilfegruppen
Zusammenschluss von Betroffenen und ihren Eltern zum Erfahrungsaustausch, gegenseitiger Hilfe, Unterstützung der Diabetes-Zentren, damit die Betreuung der betroffenen Kinder und Jugendlichen weiter verbessert werden kann. Die Anschrift der nächstgelegenen Selbsthilfegruppe ist über das »Kindernetzwerk« zu erfragen.

Diabetische Nephropathie
In der Kinderdiabetologie ausgesprochen seltene Folge eines schlecht eingestellten Diabetes. Beeinträchtigung der Nierenfunktion mit zunächst Ausscheidung kleinster Eiweißmengen im Harn (Mikroalbuminurie). Dann Blutdruckerhöhung, später Erhöhung der harnpflichtigen Substanzen im Blut aufgrund einer starken Einschränkung der Nierenfunktion. Im Frühstadium hilft eine Normalisierung der Blutzuckerwerte und eine Behandlung des erhöhten Blutdrucks, den Verlauf günstiger zu gestalten.

Diabetische Neuropathie
Veränderungen der Nervenfunktion als Folgeschaden eines lange Zeit bestehenden, schlecht eingestellten Diabetes. Kommt in der Kinderdiabetologie nicht vor. Betroffen sein können die Nerven, die das Schmerz- und Berührungsempfinden vermitteln (sensible Neuropathie), aber auch die Nerven, die für die Muskelbewegungen verantwortlich sind (motorische Neuropathie) sowie die Nerven, die die Eingeweide und den Harntrakt versorgen (autonome Neuropathie).

Diabetische Retinopathie
Schädigung der Netzhaut (Retina) als Folgeschaden eines schlecht eingestellten Diabetes, in den letzten Jahren viel seltener geworden.

Diabetologie
Lehre und Wissenschaft von der Zuckerkrankheit.

Diagnose
Erkennen und Benennen einer Krankheit.

Dialyse
Blutwäsche durch eine »künstliche Niere« im Endstadium einer Nephropathie.

Dextrose
Traubenzucker = Glucose.

Dosis
Menge eines Medikamentes, verabreicht als Tabletten oder in einer Spritze.

Eiweiß
Aufbaustoff aller Körpergewebe, setzt sich aus Aminosäuren, den Eiweißbausteinen zusammen. Eiweiß = Protein ist ein lebensnotwendiger Grundnährstoff, kommt vor in Fleisch, Fisch, Milch, Ei, Getreide und anderen pflanzlichen Stoffen. 1 g Eiweiß liefert 4,1 kcal an Energie.

Enuresis
Einnässen, meist nachts (nocturna = lat. nächtlich). Kommt mitunter in der Zeit unmittelbar vor der Diagnosestellung vor, wenn nachts solch große Urinmengen anfallen, dass das Kind sie nicht mehr halten kann.

Folgen des Diabetes
Bekannte Veränderungen der kleinsten Blutgefäße (Mikroangiopathie) am Augenhintergrund (diabetische Retinopathie) und in den Nierenkörperchen (diabetische Nephropathie), der größeren Blutgefäße (Makroangiopathie), aber auch der Nerven (diabetische Neuropathie). Der Zusammenhang zwischen schlechter Stoffwechseleinstellung und diesen Komplikationen ist erbracht.

Fructose
Fruchtzucker. Wird als Zuckeraustauschstoff verwendet, weil er weitgehend insulinunabhängig in der Leber verwertet wird.

Gentechnologie
Modernes Verfahren zur Herstellung von Insulin und Insulinanaloga (siehe dort)

Glucagon
In den Alpha-Zellen des Pancreas gebildetes Hormon, sozusagen der »Gegenspieler« des Insulins. Es setzt aus der Leber den dort gespeicherten Zucker frei. Wird deshalb als Notfall-Spritze eingesetzt bei einer schweren Unterzuckerung. Kann subcutan, intramuskulär und intravenös verabreicht werden.

Glucose
Traubenzucker.

Glucosurie
Zuckerausscheidung im Harn. Gesunde scheiden keinen Zucker aus.

Glycogen
Speicherform des Zuckers in der Leber und Muskulatur.

Glykämischer Index
Wert für den unterschiedlichen Blutzuckeranstieg nach Verzehr verschiedener Nahrungsmittel.

Hämoglobin
Roter Blutfarbstoff in den roten Blutkörperchen. Abkürzung: Hb.

HbA1c
Abkürzung für Hämoglobin A1c. »Verzuckerter« Anteil des roten Blutfarbstoffes. Da die roten Blutkörperchen immer wieder neu vom Knochenmark gebildet werden, spiegelt der Wert die durchschnittliche Blutzuckerhöhe der letzten 2–3 Monate wider.

HLA-Typisierung
Untersuchung bestimmter Eigenschaften auf der Oberfläche der weißen Blutkörperchen (= Humanes Leukozyten – Antigen). Dadurch wird eine Vorhersage des Risikos möglich, einen Diabetes zu entwickeln.

Hormon
Körpereigener Botenstoff. Wird von bestimmten Drüsen produziert und direkt in das Blut abgegeben. Liegt in winzigsten Mengen im Körper vor.

Humaninsulin
Insulin, das in seiner Zusammensetzung dem menschlichen Insulin entspricht. Das naturidentische Produkt wird entweder aus Schweineinsulin oder gänzlich mit Hilfe der Gentechnologie hergestellt, indem die Erbinformation von bestimmten Bakterien oder Bierhefe so verändert wird, dass sie Humaninsulin herstellen.

Hyperglykämie
Überzuckerung, erhöhter Zuckergehalt im Blut.

Hypoglykämie
Unterzuckerung, stark herabgesetzter Zuckergehalt des Blutes.

Infektion
Entzündung im Körper. Als Kinderkrankheit oft übertragbar, ansteckend.

Insulin
In den Beta-Zellen der Bauchspeicheldrüse gebildetes Hormon, senkt den Blutzucker. Besteht aus 51 Aminosäuren, muss deshalb gespritzt werden.

Insulinanaloga
Gentechnologisch veränderte Insuline, die so in der Natur nicht vorkommen. Durch Veränderung in der Abfolge der einzelnen Aminosäuren lässt sich die Wirkweise gegenüber dem natürlichen Insulin verändern.

Insulinantikörper
Gegen Insulin gerichtete, vom Körper produzierte Antikörper. Spielen besonders bei Kindern unter 5 Jahren eine Rolle bei der Entstehung der Erkrankung. Die Produktion von Insulinantikörpern gegen Humaninsulin ist geringer als die gegen tierische Insuline.

Intermediärinsulin
Mitunter gebrauchter Begriff für die heute üblichen Verzögerungsinsuline. Intermediär = dazwischen liegend, was die Wirkung angeht, nämlich zwischen sehr rasch wirkendem (Alt- bzw. Normalinsulin) und sehr langsam wirkendem Insulin. Meist wird heute stattdessen der Begriff NPH-Insulin gebraucht: »N« steht für neutral, d.h. das Insulin ist der Körperflüssigkeit angepasst. Der Buchstabe »P« ist die Abkürzung für Protamin, ein Fischeiweiß, das die verzögerte Wirkung des Insulins verursacht und die Lösung trüb macht. »H« schließlich steht für Dr. Hagedorn, einen dänischen Arzt, der in den 30er Jahren dieses Verzögerungsprinzip des Insulins entwickelte.

Intramuskulär
In den Muskel hinein; leider häufige fehlerhafte Injektion des Insulins, vor allem am Oberarm, in den Muskel hinein.

Intravenös
In die Vene (Blutgefäß) hinein; schnellster Weg, den Blutzucker bei einer schweren Unterzuckerung anzuheben. In die Vene hinein wird auch das Insulin beim diabetischen Coma gespritzt.

Kalorie
Physikalischer Brennwert. Alte, aber weiter gebräuchliche Einheit zur Messung der Energie (1 kcal entspricht 4,2 kJoule, der modernen Maßeinheit).

Ketone, Ketonkörper
Abbaustoffe des Fettstoffwechsels. Da sie chemisch organische Säuren sind, kommt es bei massivem Anfall dieser

Stoffe nicht nur zur Ketonurie, sondern schließlich zur Ketoazidose.

Ketonurie
Ausscheidung von Ketonkörpern im Urin.

Ketoazidose
Übersäuerung des Körpers durch Ketonkörper. Durch vermehrten Fettabbau sammeln sich Ketonkörper im Blut an. Da die Ursache in einem deutlichen Insulinmangel liegt, ist der Blutzucker merklich erhöht. Es tritt eine Trübung des Bewusstseins ein. Die Atmung ist vertieft, weil der Körper dadurch versucht, diese lebensbedrohliche Situation auszugleichen. Hier hilft nur noch die Infusionsbehandlung in der Klinik.

KHE
Vor allem in den neuen Bundesländern gebräuchliche Kohlenhydratberechnungseinheit. 1 KHE = 10 g Kohlenhydrate.

Kohlenhydrate (KH)
Ein Hauptbestandteil unserer Nahrung: wichtiger Grundnährstoff und Kalorienlieferant, 1 g KH liefert die Energie von 4,1 Kilokalorien

Langerhans-Inseln
Hormon produzierende Zellinseln im Pankreas. Benannt nach dem Göttinger Studenten, der sie Ende des letzten Jahrhunderts zum ersten Mal beschrieb. Sie enthalten u. a. Alpha-Zellen, die Glucagon produzieren, und Beta-Zellen, in denen die Produktion des Insulins stattfindet.

Makroangiopathie
Veränderungen der großen Blutgefäße.

Mikroalbuminurie
Ausscheidung kleinster Eiweißmengen im Urin. Hinweis auf beginnende Nierenschädigung. Bestätigung des Befundes durch wiederholte Teste erforderlich.

Mikroaneurysmen
Typische Veränderungen der Netzhaut des Auges: kleine Aussackungen von Kapillaren der Netzhaut (s. auch Mikroangiopathie).

Mikroangiopathie
Veränderungen der kleinsten Gefäße (= Kapillaren). Die Netzhaut und die Nierenkörperchen sind besonders davon betroffen. Deshalb sind regelmäßige Untersuchungen des Augenhintergrundes und der Mikroalbuminurie erforderlich.

MODY-Diabetes
Maturity onset of diabetes in the young, amerikanische Abkürzung für einen familiär gehäuften Erwachsenen-Diabetes bei Jugendlichen.

Nährstoffe
Die für den Körper verwertbaren Bestandteile der Nahrungsmittel, z. B. Eiweiß, Fett und Kohlenhydrate.

Nährwert
Wert eines Nahrungsmittels als Baustein oder Betriebsstoff für unseren Körper (siehe Kalorien).

Nierenschwelle
Blutzuckerkonzentration, bis zu der die Niere den im Blut fließenden Zucker zurückhalten kann. Ab diesem Wert, der bei etwa 160–180 mg% Blutzucker liegt, wird der Zucker im Urin ausgeschieden.

Normalinsulin
Altinsulin, Insulin mit kurzer Wirkdauer liegt immer in klarer Lösung vor.

Nykturie
Nächtlicher Harndrang, kommt bei hohen Blutzuckerwerten vor.

Pankreas
Bauchspeicheldrüse.

Perfusor
Gerät zur Verabreichung größerer Mengen an Medikamenten in 50-ml-Spritzen.

Polydipsie
Vermehrtes Trinken.

Polyphagie
Vermehrtes Essen.

Polyurie
Vermehrtes Wasserlassen.

Proteinurie
Eiweißausscheidung im Harn.

Remissionsphase
Zeit der relativen Erholung des Pancreas in der die von außen zugeführte Insulindosis verhältnismäßig gering ist, nämlich kleiner als 0,5 Einheiten/kg Körpergewicht. Die Blutzuckerwerte sind meist perfekt, deshalb spricht man auf Englisch von der Honeymoon-Phase.

Resorption
Aufnahme.

Retina
Netzhaut des Auges.

Sammelurin
Sammeln der einzelnen Harnmengen über einen bestimmten Zeitraum, meist nachts von etwa 22 Uhr bis zum Morgen des nächsten Tages. Wird für die Mikroalbuminurie-Untersuchung gebraucht.

Somogyi-Effekt
Anstieg der Blutzuckerwerte nach stattgefundener Hypoglykämie, benannt nach dem Arzt Dr. Somogyi, der zuerst diese Beobachtung machte.

Subkutan
Im Unterhautfettgewebe liegend, typischer Ort der Insulingabe.

Süßstoff
Chemische Stoffe mit hoher Süßkraft wie Saccharin, Cyclamat, Aspartam. Enthalten keine Kohlenhydrate, sind deshalb nicht anrechnungspflichtig.

Transplantation
Übertragung von Zellen, Gewebe oder Organen von einem Spender auf einen Empfänger.

Unterzuckerung
Akute Komplikation bei der Diabetes-Behandlung, siehe auch Hypoglykämie.

Verzögerungsinsulin
Insulin mit verzögertem Wirkeintritt. Wird auch als NPH- oder Intermediärinsulin bezeichnet; siehe dort.

Zelle
Kleinste lebende Einheit eines jeden Organismus.

Zöliakie
Unverträglichkeit des Verdauungssystems auf die Ernährung mit Getreide, das den Getreidekleber Gluten enthält. Äußert sich in Durchfällen und schlechtem Wachstum.

Zuckeraustauschstoff
Zuckerersatzstoff zum Süßen: Sorbit, Xylit. Wirkt abführend. Fructose (siehe dort), anrechnungspflichtig als Kohlenhydrat.

Stichwortverzeichnis